· 名医与您面对面 ·

知名专家细说
肾病

赵砚池/编著

中国盲文出版社

图书在版编目（CIP）数据

知名专家细说肾病：大字版/赵砚池编著. —北京：中国盲文出版社，2015.11

ISBN 978-7-5002-6475-0

Ⅰ. ①知… Ⅱ. ①赵… Ⅲ. ①肾疾病－防治 Ⅳ. ①R692

中国版本图书馆 CIP 数据核字（2015）第 260961 号

知名专家细说肾病

著　　者：赵砚池
出版发行：中国盲文出版社
社　　址：北京市西城区太平街甲 6 号
邮政编码：100050
印　　刷：北京汇林印务有限公司
经　　销：新华书店
开　　本：787×1092　1/16
字　　数：152 千
印　　张：15.5
版　　次：2015 年 12 月第 1 版　2016 年 6 月第 2 次印刷
书　　号：ISBN 978-7-5002-6475-0/R·950
定　　价：28.00 元
销售服务热线：（010）83190297　83190289　83190292

前　言

肾病发病率一直居高不下，已经成为一种威胁全世界公共健康的主要疾病。它具有患病率高、合并心血管疾病率高和死亡率高的特点。据流行病学调查显示：在发达国家普通人群中，有 6.5%～10% 的人患有肾病，其中美国肾病患者人数已经超过 2000 万。在我国，40 岁以上人群慢性肾病的患病率高达 8%～9%。

肾病不但是一种高发病，还容易引起各种疾病。据最新资料统计，我国每年有近百万人死于各种肾病引起的疾病，而且患有慢性肾病的人群死于心脏病和中风的风险是健康人群的 20 倍以上。各种肾脏疾患、肾功能不全、尿毒症已经成为肾病发展的"危险三部曲"。

人们往往谈癌色变，却忽视了肾病给人类带来的危害。肾脏疾病会让我们的生活发生翻天覆地的变化：健康的机体被它侵蚀，蒸蒸日上的事业因它受损，甚至亲朋好友也会因此承受着莫大的痛苦，五彩的梦想也会因它化为泡影……人间的悲剧正在一幕幕上演着。所以，为了自己和家人的幸福，我们必须要捍卫自己的健康。

肾脏是人体的重要器官，它具有排毒功能，而这种特殊功能，也使它更容易受到许多疾病和有害物质的侵袭，从而遭受损害，引起功能减退，形成各种肾脏疾病，并且容易反复发作，很难完全治愈。调查显示，全世界大约10%的人有不同程度的肾脏受损。值得注意的是，随着人们生活水平的不断提高，因药物和肥胖引发肾病的人越来越多。而且，现在肾病已经不单单是老年人的常见病，近几年越来越呈现出年轻化的趋势。

当肾病发展到肾功能衰竭时，全身各个系统都会产生病变，肾脏处于"罢工"的状态，无法清除体内的各种有害物质和多余的水分，患者就会出现水肿、贫血、高血压、乏力和其他中毒症状，甚至危及生命。如果患者得的是急性肾功能衰竭，只要得到及时诊断和治疗，多数患者是可以治愈的。当然，也有一部分患者无法恢复健康，而发展成慢性肾功能衰竭或丧失生命。慢性肾功能衰竭是由于肾脏长期受损造成的，是难以恢复正常的，所以病情会渐渐加重，排尿量会渐渐减少，身体也越来越衰弱，最后就有可能导致尿毒症。一旦病情发展到这种程度，患者就很难依赖自身的功能恢复正常了，只有通过透析和肾脏移植两种方式进行救治，而这两种治疗方法费用高、危险性大，所以医学界才将慢性肾功能衰竭称为"危及人类生命的慢性癌症"。

老百姓常说无病早防，可大多数人往往还是忽略了自己的健康，而当疾病真实地发生在自己身上时，再亡羊补牢已经晚矣。所以，治疗肾病的关键就是"早防"。

诱发肾脏疾病的因素非常多，虽然现实生活中存在一些感染因素，但这些感染因素是可以控制的。据相关资料调查显示：很大一部分肾脏疾病的发生，都是由人们的不良生活习惯引起的。

一旦得了肾病，不要悲观泄气、怨天尤人，而应勇敢地面对它，配合医生，及早采取有效的治疗措施。在我们的周围，有许多肾病患者依然快乐地工作和生活着，也有许多肾衰竭患者正在以顽强的毅力和勇气与病魔斗争着。

我们编写本书的目的就是把一些有关肾病治疗的小常识和小方法汇集在一起，真诚地奉献给所有热爱生活、热爱生命的人。

目　录

第 1 章　肾脏病：健康的沉默杀手

第2章　肾脏的保健从预防开始

第3章　肾脏病的治疗与急救措施

第4章 生活好习惯，远离肾脏病

第5章 肾脏病的灵丹妙药——食疗法

第6章 打造健康肾脏从运动开始

第 7 章　调整心态，保养肾脏

第 8 章　巧用中医防治肾病

第1章

肾脏病：健康的沉默杀手

肾脏病的隐匿性非常强，再加上人们缺乏正确的防范意识，往往到发现时已经为时已晚。所谓"知己知彼，百战不殆"，只有对肾脏病有足够的了解，才能打好保卫健康的第一仗。

健康测试

当心肾脏发出的红色警报

根据自己最近1周的身体情况回答以下问题：

● 在一杯清水中倒入少量尿液，水是否仍然清澈？

● 在正常饮水情况下，是否夜尿3次以上？

● 是否存在排尿无力、淋漓不尽的感觉？

● 早晨起床时，眼睛是否水肿？

● 在不提重物的情况下，走到三楼就会感到两腿无力吗？

● 坐着看电视，2小时就会感到腰酸吗？

● 日常生活中，持续站立超过1小时就会感到腿发软吗？

● 是否总感觉精神疲惫、注意力不集中呢？

● 洗头时，头发是否会大量脱落？

● 是否失眠？即使睡熟了，夜里也会无缘无故醒来吗？

测试评析

你的答案中，如果"是"不超过3个，恭喜你，你的肾功能还算正常，应继续保持良好的生活习惯；如果"是"有3～5个，表明你最近熬夜较多，容易疲倦，不可掉以轻心；如果"是"有5～7个，说明你有很多不良的生活习惯，这对肾脏健康是一种威胁，应当引起高度重视；如果"是"有

7 个以上，说明你的肾脏已受到伤害，应尽快去医院检查，以便及时确诊、及时治疗。

肾脏——人体的生命之根

人类生命的延续和衰老的过程都与肾脏有着密不可分的关系。肾是泌尿系统的组成部分，它与心、肺一样是人体的重要器官，中医将肾脏视为"先天之本"。

肾脏俗称腰子，外形像蚕豆，它位于腰的两侧，左、右各 1 个。肾脏长 10～12 厘米、宽 5～6 厘米、厚 3～4 厘米，重 120～150 克，左肾较右肾稍大。通常情况下，健康的肾呈红褐色。

肾脏的基本结构是肾单位，每个肾脏约有 100 万个肾单位。肾单位是由肾小体和肾小管组成的。肾小体包括肾小球和肾小囊。肾小球是肾动脉末端毛细血管形成的球状血管网，肾小囊是包在肾小球外的漏斗状的囊，下接肾小管。每当血液流经肾小球时，血中的水分和晶体物质便会过滤到肾小囊内，并经过肾小管曲折走行，重吸收肾小球滤出的有用物质（糖、氨基酸、小分子蛋白质和矿物质等），最后形成尿液。然后尿液就通过肾盂、输尿管到达膀胱，尿液在膀胱内存储一定量之后，就会经尿道排出体外。

肾脏好比人体的污水净化站，担负着以下功能：

（1）生成尿液，维持水的平衡。肾小球就像网一样，当血液流经肾小球时，体积大的成分，如红细胞（RBC）、白细胞（WBC）、血小板（PT）、蛋白质等不能通过网子，故不能从肾小球滤出，仍留在血管内，而体积小的成分如水分、钠、氮、尿素、糖等，能通过网子，经肾小球滤出，流进肾小管内，这些液体就叫"原尿"。当原尿流经肾小管时，肾小管有重吸收功能，所以99％的水分会被吸收回体内，营养成分也几乎全部被重吸收回体内。此时只剩下机体的代谢废物和很少的水分，就形成了尿液。人体每天滤出原尿180升，形成尿液1.8升，当人体内水分过多或过少时，肾脏对尿量进行调节，所以当天热时出汗多，或喝水少时，尿量就少些，而喝水多时尿量就多些，也就是我们吃多少、喝多少，正常肾脏就能工作多少，以保持体内水的平衡。

（2）排出毒素及代谢废物。当人体进行新陈代谢时，会产生废物，如尿素、尿酸、肌酐等，肾脏会通过肾小球的滤过和肾小管的排泌把废物排出体外，以维持人的正常生活。

（3）肾脏能分泌和合成一些物质，起到调节人体生理功能的作用。它分泌的肾素、前列腺素等，可以调节血压和水盐的代谢；分泌的红细胞生成素可参与造血，能刺激骨髓红系增殖、分化，促进血红蛋白合成；分泌的1，25－双羟维生素D能参与调节钙磷代谢，起到维持骨骼正常结构与功能的作用。

（4）肾脏对激素有降解和灭活作用。肾脏是多种激素降解、灭活的场所，如胰岛素、甲状旁腺激素、胰高血糖素、降钙素等许多激素均在肾近端小管细胞内进行降解。

（5）肾脏分泌的多种细胞因子——生长因子，也能在调节生命活动中发挥重要作用。

通过对肾脏功能的了解，我们不难看出，肾脏并不仅仅是一个单纯的排泄器官，而是一个对人体的内环境和正常生理活动有着关键影响的重要脏器，它对维持人的生命有着十分重要的意义。

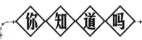

专家提示

肾脏功能如果受损，会导致体内有毒物质瘀积，无法排出体外，还会使血压调节陷入失衡状态，这对人体的健康是非常不利的。

你知道吗

中西医对肾脏的不同认识

西医的肾是指解剖学意义上的肾脏，单指肾脏这一器官。它具有分泌尿液，排出代谢废物、毒物和药物，调节体内水、电解质，调节酸碱平衡等作用。

中医所指的肾范围相当广泛，涉及现代医学的泌尿、生殖、内分泌、中枢神经及血液系统等方面。中医认为，肾是人类生命得以延续和维持的重要器官。因此中医的肾囊括了生长、发育、生殖、衰老等方面的功能。

常见肾脏病大搜索

一提到肾脏病，人们往往首先想到的是肾炎、肾结石、尿毒症，其实肾脏病的种类非常多，其中包括：

(1) 原发性肾小球疾病。

(2) 肾小管间质性疾病。

(3) 肾血管性疾病。

(4) 遗传性肾病。

(5) 各种代谢性疾病引起的肾损害。

(6) 自身免疫性疾病及结缔组织疾病。

(7) 血液病引起的肾损害。

(8) 肝脏疾病引起的肾损害。

(9) 内分泌疾病及恶性肿瘤引起的肾损害等。

下面介绍几种常见的肾脏病：

一、原发性肾小球疾病

1. 急性肾小球肾炎

简称急性肾炎。一般发病时间短，也就是说起病急。发病时患者症状的轻重有所不同，常见临床表现有血尿、蛋白尿（多为肉眼能够看见）、高血压、水肿（患者的水肿程度有所不同）、少尿及氮质血症，又称之为"急性肾炎综合征"。本病有多种病因，以链球菌感染后引起的急性肾炎最为常见；常有食欲减退、疲乏无力、恶心呕吐、头痛、心悸急促症状，甚至发生抽搐。病前1～3周有咽喉感染及皮肤感染史，血清补体下降等支持此诊断。

2. 急进性肾小球肾炎

简称急进性肾炎。这种疾病发病急，病情严重，而且发展迅速，极易误诊、漏诊。如果治疗不及时，患者很可能会在几个月甚至几个星期内发生肾衰竭。急进性肾炎患者在患病时，会迅速出现水肿、高血压、血尿、贫血等症状。早期患者还会伴有少尿或无尿现象。此类疾病春夏两季发病率较高，青年期和中老年期是两个发病高峰期。

3. 慢性肾小球肾炎

简称慢性肾炎。这是一种由多种原因引起的、多种病理类型的常见的慢性肾脏疾病。患者以男性居多，发病年龄大多在20～40 岁。慢性肾炎表现各异，有的患者会出现长期持续性蛋白尿和血尿，患者有高血压、水肿，并有全身乏力等症状。大多数患者病情呈进行性加重，病程长达 20～30 年，易导致肾功能损害缓慢地、不停地进行，晚期可发展至肾衰竭。

4. 肾病综合征

这是一种由多种病因引起的症候群，并不是一种独立的疾病。

肾病综合征多因感冒、劳累起病，任何年龄都可发病，它的症状明显，因此很容易被患者发现。一般出现大量蛋白尿（24 小时尿蛋白定量≥3.5 克）、高度水肿（除眼睑肿、下肢水肿以外，还会出现胸水、腹水、心包积液）、高脂血症、低蛋白血症（≤30 克/升），临床上称为"三高一低"的症状。

肾病综合征可分为原发性肾病综合征和继发性肾病综

合征。

继发性肾病综合征是继发于其他病症的肾病综合征，如糖尿病肾病、狼疮性肾炎、乙肝病毒相关性肾炎等。而原发性肾病综合征是除继发因素之外的肾病综合征。肾病综合征的病理类型有五种：①微小病变型肾病；②系膜增生性肾小球肾炎；③局灶、节段性肾小球硬化；④膜性肾病；⑤系膜毛细血管性肾炎。

肾病综合征患者之间的病理类型不同，治疗不同，效果不同，预后不同，所以肾病综合征患者最好进行肾穿刺病理检查，以便安排治疗计划并估计预后。

5. 无症状血尿和/或蛋白尿

这是一种以无症状的镜检血尿、蛋白尿、管型尿为特点的疾病。这类患者可毫无症状或稍有乏力，多在体检时无意发现尿中有蛋白和潜血，有的是单纯性蛋白尿，有的是单纯性血尿，此病的隐匿性特别强。

在这里要提出的是，目前我国 IgA 肾病最为多见。IgA 肾病是免疫病理学诊断的名称，是肾活检免疫病理检查在肾小球系膜区有以 IgA 为主的颗粒样沉积，它通常与扁桃体炎、胃肠炎、带状疱疹等感染有关，1～3 天后即可出现肉眼血尿或镜下血尿，也可以出现蛋白尿、高血压，以反复发作为特点，甚至可导致肾功能衰竭。

二、继发性肾脏疾病

1. 糖尿病肾病

糖尿病肾病是糖尿病常见的并发症。糖尿病损害肾脏的途径非常广泛，这些损害可以累及肾脏所有的结构，但只有肾小球硬化症与糖尿病有直接关系，这就是糖尿病肾病，它是糖尿病全身性微血管并发症之一。临床特征为蛋白尿、水肿，血压增高，渐进性肾功能损害。晚期可出现严重肾功能衰竭，是糖尿病患者的主要死亡原因之一，也是当前慢性肾功能衰竭的主要原因之一。

2. 高血压性肾损害

高血压不但能够引起心脑血管疾病，还会引起肾小动脉硬化和肾动脉狭窄，是导致尿毒症的罪魁祸首。肾脏是身体内血压最高的部位，也是高血压时最容易受伤害的脏器。可高血压肾病患者平常大多没有明显不适，必须通过一些特殊检查才能确诊，因而早期多易被忽视。

3. 多囊肾

多囊肾系肾脏皮质和髓质出现无数囊肿的一种遗传疾病，可导致血尿、蛋白尿、高血压，最后影响肾功能。

4. 间质性肾炎

间质性肾炎是以肾间质炎症及肾小管损害为主的疾病，是肾功能不全的常见原因之一。此病多可找到病因，如：细菌性肾盂肾炎、全身感染所致间质性肾炎、系统疾病诱发间质性肾炎等，还有药物过敏所致过敏性间质性肾炎。

5. 系统性红斑狼疮性肾炎（狼疮性肾炎）

红斑狼疮不仅是一种皮肤损害，更是一种累及多系统、多器官，具有多种自身抗体的自身免疫性疾病，是继发性肾脏疾病中最主要的疾病。年轻女性多见肾脏受累表现与肾外器官受累可不平行，肾脏病变程度可直接影响系统性红斑狼疮的预后，随着糖皮质激素及细胞毒药物的应用，预后已有很大改观，但肾脏受累及进行性肾功能损害仍是本病主要死亡原因之一。

6. 抗中性粒细胞胞浆抗体（ANCA）相关性肾炎

多发于中老年人，可有肾病综合征表现，全身表现可有咯血、过敏性哮喘、呼吸困难、发热、皮疹、关节疼、肌肉疼等肾外表现，也可呈肾功能衰竭表现。

肾活检可呈节段性坏死性肾小球肾炎伴或不伴新月体形成，血化验 ANCA（＋），以上患者均应积极配合专科医生检查治疗，才能有好的预后。

7. 紫癜性肾炎

这是一种由过敏性紫癜引起的肾炎，一般患者会出现出血性或对称性皮疹，同时膝关节、踝关节和手关节等会出现关节痛，还伴有腹痛、恶心、呕吐及血便，甚至吐血等症状，同时还可出现蛋白尿、血尿、高血压、水肿等症状。

8. 乙肝病毒相关性肾炎

这是一种由乙肝病毒引起的肾炎，轻的患者伴有眼睑水肿、腰酸痛、全身无力、尿黄、少尿等症状；严重的患者则会出现高血压、血尿、肢体水肿等症状；肾功能严重受损者会出现少尿或无尿症状，最后常发展成尿毒症而危及患者的生命。

9. 肾结石

肾结石是一种常见高发病，20～50 岁的人群最容易发病，而且男性患者多于女性患者。得了肾结石，轻者完全没有症状，严重的可发生无尿、肾功能衰竭，甚至死亡，可对机体造成很大的危害。腰痛和血尿是肾结石的主要症状，约75％的肾结石患者有腰痛。有些人觉得肾结石是小病，"只要结石不招惹我，也就相安无事。"有这种想法的人就大错特错了。肾脏内长期有结石存在，危害是相当严重的，可以引起梗阻性肾病，最后发展成尿毒症。

继发性肾脏疾病的种类还有很多，我们在这里就不做过多的叙述了。通过上述分析，我们了解到，肾病的种类不同，疾病所处的阶段不同，所表现的症状也会不同，因此我们在治疗时也应该采取不同的治疗方法。患者能够清楚自己的病情，接受专业的、系统的治疗，才不至于延误病情，否则后患无穷。

专家提示

怎样知道自己的肾脏是否健康？

需要专科医生根据个人既往病史、个人生活史、家族史、症状、体征以及必要的辅助检查等多方面来综合推断；定期到医院体检，不能凭自我感觉。

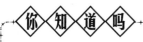

还有哪些肾脏病

肾脏病的种类很多，如原发性系统性血管炎肾损害、高尿酸血症肾病、类风湿关节炎肾损害等。除上述几种外，还包括过敏性紫癜肾炎、红斑狼疮肾炎、痛风肾、肾结核、肾癌、肾积水、梗阻性肾病、多发性骨髓瘤肾病、肝性肾病、Alport综合征、薄基底膜肾病、淀粉样变肾病、乙型肝炎病毒相关性肾炎、妊娠中毒性肾病、肥胖性肾病、放射性肾病、肾细胞癌、肾融合等。

哪些人更容易患慢性肾脏病

慢性肾脏病的发病是由多种因素共同造成的，其发病机制也十分复杂。

（1）代谢性疾病及各种自身免疫性疾病，如高血压、心脏病、糖尿病、肥胖、高血脂、高尿酸血症、系统性红斑狼疮等。

（2）有慢性肾脏病家族史。

（3）各种感染：如尿路感染。

（4）各种药物毒副反应、过敏反应及滥用药物，可引起急性肾小管坏死、急性间质性肾炎、慢性间质性肾炎、血管炎等诸多肾脏病。

（5）高龄（65岁以上）老人由于血管退化，易患慢性肾脏病。

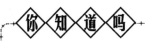 专家提示

在生活中，很多人一旦肾虚就会吃各种补药、补品来补肾。其实他们并不了解肾。没有找到真正的原因，一味地去补肾，不对症下药可能会导致阳痿、早泄等，对肾造成更大的危害。所以补肾必须慎重，以免造成更严重的后果。

你 知 道 吗

什么是肾小球滤过功能

肾小球滤过功能是指循环血液经过肾小球毛细血管时，血管中的水合分子、大小不同的溶质，滤入肾小囊形成原尿的功能，即肾脏清除代谢产物、毒物和体内多余水分的功能。评价肾小球滤过功能，即临床上主要检测肾小球滤过率（GFR）的常用方法是：

1. 血清肌酐（SCr）

正常值：男性：0.6～1.2 毫克/分升或 53～106 微摩尔/升。

女性：0.5～1.0 毫克/分升或 44～88 微摩尔/升。

肌酐是体内肌肉组织代谢废物，它经血循环到达肾脏，从肾小球滤过后由尿中排出。

当肾小球滤过功能下降至50%左右时，血肌酐浓度会开始升高。但血清肌酐浓度受体内肌肉体积影响，所以血清肌酐水平个体差异较大，因此对于老年人、体瘦者、长期卧床患者来说，尽管血清肌酐水平仍在正常范围内，但可能肾功能已经降低了。

2. 肌酐清除率（Ccr）

正常值：90±10（80~100）毫升/分钟。

Ccr能较早地反映肾小球的滤过功能，在多数成人中，当Ccr下降50%左右时，血清肌酐才会升高。

3. 同位素检测（GFR）

根据核素肾动态显像可测出双侧肾脏各自的GFR，也是分肾肾功能。正常值为90~100毫升/分钟，应和Ccr相符合。

4. 血清尿素氮浓度（BUN）

正常值：6~20毫克/分升（2.5~7.5毫摩尔/升）。

BUN在反映肾小球滤过功能方面有一定参考价值。但影响因素较多，因此不能仅仅通过血中的BUN浓度来评价患者的肾功能。

肾脏病的症状，你了解多少

肾脏病已经成为全球非常常见的疾病之一，绝大多数人对肾脏病的了解只是冰山一角，微乎其微。肾脏病的早期，症状并不明显，有些肾脏病患者往往因贫血或恶心、呕吐、消化不良、高血压或视力下降而就诊，极易造成误诊、误治。正是由于这个原因，患者往往错过了治疗的最佳时期，延误了病情。据调查，我国绝大部分肾脏病患者在发病时，均没有得到有效的治疗。现在我们就将肾脏病初期的一些症状介绍如下，以便广大读者能从临床表现这一角度认识肾脏病，做好对肾脏病的防范。一旦出现下述相关的肾脏病症状，应该及时就医诊治，以免延误肾脏病治疗的最佳时机。

1. 小便泡沫多，长久不消失

这一现象的出现表明尿液中排泄的蛋白质比较多，很有可能已经出现了肾脏病的典型症状蛋白尿。

2. 尿变色

尿呈浓茶色、洗肉水样、血样、酱油色或尿液非常浑浊如淘米水样，此时应该马上到医院就诊。

3. 尿量过多或过少

正常人尿量平均为每天 1500 毫升左右，每天解 4~8 次小便。如果没有发热、大量出汗、大量饮水等情况，尿量却突然大量增加或减少时，就要到医院做相关的检查，看看是不是肾脏发生了病变。

4. 夜尿

正常人在 60 岁之前，一般不应该有夜尿情况。如果年轻人夜尿增加，很可能是肾功能不全的早期表现。

5. 水肿

早晨起床后眼皮或脸部水肿，午后就会消退，劳累后就会加重，休息后就会减轻。严重水肿会出现在双脚踝内侧、双下肢及腰骶等部位。

6. 腰痛

如果出现无明确原因的腰背酸痛，就应检查肾脏、脊椎及腰背部肌肉等。

男性可能有性功能障碍方面的表现，如遗精、滑精、不育等。事实上，由于个体差异性的原因，每一个肾脏病患者所表现出来的症状都有一定的不同。有些肾脏病患者以蛋白尿症状为主要表现，而有些肾脏病患者则以身体水肿症状为突出表现。对肾脏病患者而言，不管其出现什么样的症状，都应尽快到专科医院去检查，以便及时确诊、及时治疗。

专家提示

尿毒症是慢性肾功能衰竭的晚期。在尿毒症早期，患者往往有头昏、头痛、乏力、理解力及记忆力减退、食欲不振或消化不良等症状；病情加重时可出现厌食、恶心、呕吐或腹泻、烦躁不安、肌肉颤动、抽搐等症状。

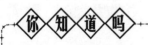

世界肾脏日

当今社会，慢性肾脏病发病率不断上升。为了普及肾脏病常识，国际肾脏病学会与国际肾脏基金联盟联合提议，决定从 2006 年起，将每年 3 月份的第二个星期四定为世界肾脏日。

世界肾脏日活动已经开展了 4 年，每一年都有不同的主题。下面就此介绍一下：

2006 年世界肾脏日为 3 月 9 日，主题是"慢性肾脏病"，宣传口号是"关爱健康，呵护肾脏——及早诊断，积极预防"。

2007 年世界肾脏日为 3 月 8 日，主题是"了解您的肾脏"，口号是"您的肾脏健康吗?"

2008 年世界肾脏日为 3 月 13 日，主题是"令人惊奇的肾脏"，口号是"您的肾脏健康吗?"宣传标志是"你的肾脏每天过滤、清洗 200 升血液"，宣传宗旨是"肾脏病是常见的、具有危害，确实可以治疗的!"

2009 年世界肾脏日为 3 月 12 日，主题是"稳定血压"，口号是"保持肾脏健康"。

火眼金睛走出肾脏病误区

大多数肾脏疾病并不是什么不治之症，只要及时就医，就可以很快得到控制，甚至根治。目前，人们对于肾脏病的防治还存在着许多误区，这些误区直接影响到肾脏病患者的生命质量和生命安全。

误区一：肾脏病是癌症的"同义词"

有些人一旦听说自己得了肾脏病，就担心得不得了，以为得的是不治之症，把肾脏病和"癌症"画上了等号。肾脏病并不是癌症，绝大多数肾脏病，只要发现及时，是可以得到缓解，甚至可以完全控制的。当然，疗效的好坏主要取决于诊疗是否及时、合理，更重要的是与患者自身的保健措施有关，如饮食、休息等。

误区二：禁用食盐

民间传说"得了肾脏病，必须忌盐百日"，特别是在闽南地区这种说法流行得更广。其实，"吃盐越少越好"或"禁用食盐"的观点都是错误的。对于没有水肿、高血压和尿量减少的患者，最好限盐，每日食盐摄入量以 5 克为宜，饮食以清淡为主，不要吃咸菜、腌制品等。对于有水肿、高血压或尿量减少的患者，则应该严格限制食盐的摄入，每日食盐摄入量以 3 克为宜。

当然，我们只说严格限制盐的摄入量，并没有说要完全禁止盐的摄入，大家一定要区分开来。

误区三：吃啥补啥

有人认为吃动物肾脏可以滋补自己的肾脏，其实这是一个误解。虽然动物肾脏蛋白质含量较高，但不宜食用，因为这类食物会加重肾脏的负担，引起不良后果；而且动物肾脏，如猪腰，往往有大量重金属沉积，进食后对人体肾脏会产生毒性作用。

误区四：限制饮水

肾脏病患者不愿多饮水，害怕加重肾脏负担。实际上恰恰相反，人体内每天的代谢产物都依靠尿液排出体外。如果尿量不足，反而会造成体内废物的堆积，加重肾脏的损害。

误区五：肾炎患者要禁食蛋白质

蛋白质是人体的必需营养素，是人体新陈代谢不可缺少的重要物质。慢性肾炎、肾病综合征患者只要肾功能正常，就不能以素食为主，应摄入一些人体利用率较高的食物，如牛奶、鸡蛋、鱼等。

误区六：滥用抗生素

部分患者觉得肾炎和肠炎、肺炎、膀胱炎一样，于是采用抗生素进行治疗。其实它们有着本质的区别。另外，很多抗生素都伴有肾毒性，如果滥用，反而会加重肾脏的病变。

误区七：中药无毒

目前已得到证实，一些中草药有肾毒性。以中草药为成分的中成药，如龙胆泻肝丸、排石冲剂、妇科分清丸、安宫牛黄丸等都有可能加重肾脏病变，所以对于肾脏病患者来讲，应该等确诊后再考虑治疗方案。

误区八：误信偏方

有病乱投医是久治不愈患者的一种表现，偏方治大病也被一些患者所信服。但肾脏病根据临床及病理改变，分很多种。不同种类肾脏病的病因、病变性质及轻重程度完全不同，治疗方法也截然不同，用一种偏方来治疗所有类型的肾脏病显然不合适。

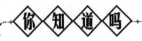

人们在选择补肾产品上也存在误区。其实"肾虚"可分为：肾阴虚、肾阳虚、肾经亏虚、肾气虚。因此，选择补肾产品也要"对症下药"。如果肾阳虚的人还一味地服用六味地黄丸，病症就会"雪上加霜"。

你知道吗

如何走出肾脏疾病的误区

由于人们对肾脏疾病缺少深刻的认识，因此在对肾脏疾病的认识上，很容易出现误区。那么，怎样才能走出这些误区呢？下面我们就进行详细的介绍：

（1）认真学习，了解自己的肾脏，了解自己的病情、治疗及自我保健常识。

（2）相信科学、相信医院、相信医生，避免求医心切而病急乱投医。

（3）任何一种肾脏疾病的治疗都不是一朝半夕的。因此患者在治疗时一定要有耐心，切不可短时间内看不到疗效，就盲目更换治疗方法和药物，这不但会加重家庭的经济负担，还容易延误病情。

感冒——肾脏病恶化的加速器

感冒是由感冒病毒引起的，它可以直接侵犯肾组织。肾脏病患者自身的免疫力低，因此在感冒高发季节，容易患病。感冒对肾脏病患者来说犹如雪上加霜，感冒病毒也会以病毒为抗原，引起免疫复合体肾炎。慢性肾炎的患者尤其忌讳感冒，因为感冒会加重肾炎病情，如使蛋白尿、水肿加剧，对肾功能不全患者还会导致肾衰、心衰。

因此，肾脏病患者预防感冒，对肾脏病的发病和预后都有着极为重要的意义。所以，肾脏病患者在感冒多发的冬、春季节一定要高度注意预防感冒。

那么，肾脏病患者怎样预防感冒呢？

（1）增强体质，进行适当的体育锻炼以提高抗病能力。

（2）搞好室内环境卫生，经常打开门窗，保持空气的流通。

（3）随气候的变化增减衣服，以免着凉。

（4）在感冒盛行的季节，尽量少到人多的公共场所去，更不要到有呼吸道疾病的患者家里做客，以防止交叉感染。

（5）呼吸道疾病流行时，可用贯众 10 克泡水当茶喝，蒜、葱对预防感冒也有一定作用。

（6）对肾脏有损害的消炎止痛药物要慎用。

（7）感冒流行期间，可服板蓝根进行预防。

（8）感冒期间，肾脏病患者一定要注意饮食。

①饮食要讲究低盐、清淡、易消化。

②当出现少尿或尿闭时，一定要严格限制含钾多的食物

的摄入。

③供给足够的碳水化合物，主食可用米、面等。

④进水量的多少，需视水肿及排尿量情况来决定。

⑤给予丰富的维生素 A、维生素 B 及维生素 C。

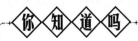

冬、春季节为感冒的多发季节，感冒的主要临床表现为发热、咳嗽、全身酸痛等症状。

预防感冒的偏方

下面介绍几种预防感冒的偏方：

偏方一：用餐时，可以吃几瓣大蒜，也可以把 10% 的大蒜汁滴入鼻孔内，每日 1 次，每次 2～3 滴，连用 2 天。

偏方二：服用板蓝根冲剂，每次 1 包，每日 3 次。

偏方三：大青叶 15 克，板蓝根、贯众各 30 克，水煎代茶饮。

偏方四：葱白 500 克，大蒜 250 克，加水 2000 克，煎汤，每次饮 1 杯，每日 3 次。

偏方五：白萝卜适量，削皮，切细丝，加盐少许，拌匀，挤出汁液，随意服用。

肾炎的病理学诊断

提起肾炎，许多人也许不以为然。殊不知一旦人们疏忽，肾炎就很容易演变成肾功能衰竭——尿毒症，它对人类健康的危害绝对不亚于某些癌症。那么，究竟什么是肾炎呢？

肾炎，顾名思义就是肾脏发生了炎症反应。肾炎的种类很多，不同的肾炎类型，其表现出来的症状也有所不同。当肾脏病研究发展到今天，特别是肾小球疾病病理学研究进展很快时，就可对肾脏病理学组织通过光镜、电镜及免疫荧光做出正确的病理诊断。目前，肾脏疾病的病理学诊断已成为临床诊断、治疗及判断预后的非常重要的依据。

下面介绍原发性肾小球疾病病理分型：

（1）轻微性肾小球病变。

（2）局灶性节段性病变。

（3）弥漫性肾小球肾炎。

① 膜性肾脏病。

② 增生性肾炎。

a. 系膜增生性肾小球肾炎。

b. 毛细血管内增生性肾小球肾炎。

c. 系膜毛细血管性肾小球肾炎。

d. 新月性和坏死性肾小球肾炎。

③ 硬化性肾小球肾炎。

（4）未分类的肾小球肾炎。

以上这些分类与临床诊断没有绝对固定关系，但有相对的关系，对临床医生诊断及在治疗中起非常重要的作用。

专家提示

肾穿刺活检在诊断肾脏疾病时非常重要，因此，要积极配合专科医生，以便早期进行诊断及治疗。

肾穿刺活检的意义：肾穿刺活检对肾脏病患者而言是为了明确诊断、指导诊疗或判断预后。所以，有肾脏病而又无肾穿刺禁忌证的患者应积极接受这种有创检查。

目前，肾穿刺开展广泛，技术成熟，也诊治了不少患者，所以配合肾科医生及时进行检查非常重要。

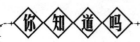

肾炎的预防

肾炎是最常见的疾病之一，对人体的健康影响很大。肾炎的早期预防非常重要。那么，如何预防肾炎？我们来简单介绍一下：

（1）加强身体锻炼，增强机体的抗病能力，以减少上呼吸道感染、咽喉炎、扁桃体炎等疾病的侵袭。

（2）养成良好的生活习惯，改掉酗酒、吸烟等不良嗜好。

（3）劳逸结合，规律生活，特别要锻炼耐寒能力。

（4）一旦发生咽炎、感冒等病毒感染，必须及时治疗，彻底治愈。

（5）预防脓皮病及全身感染性疾病，不乱用药物。

（6）防治各种传染病。

慢性肾脏病的治疗

慢性肾脏病是"沉默的杀手"，起病隐匿，症状不明显，病因复杂，有时临床很难做出明确的病因诊断，因此在2002年 K/QODI 的《慢性肾脏病临床实践指南》（以下简称《指南》）中正式确立了慢性肾脏病的概念、分期及评估方法，并将它作为目前全球性慢性肾脏病防治的指导性文件。

一、什么是慢性肾脏病

在临床上各种肾脏病迁延难愈，时间超过3个月，患者尿液和相关的血液指标出现异常，肾脏病理学、影像学发现异常或肾小球滤过率低于60％的，都可统称为慢性肾脏病。

目前《指南》推荐应用肾小球滤过率（GFR）来评价肾功能，这一指标对于肾功能的评价更有指导意义。根据GFR，把慢性肾脏病分为5期：

第1期：肾脏损伤（如蛋白尿），GFR 正常或大于90毫升/分钟。

第 2 期：肾脏损伤，GFR 轻度下降，为 60～89 毫升/分钟。

第 3 期：GFR 中度下降，为 30～59 毫升/分钟。

第 4 期：GFR 严重下降，为 15～29 毫升/分钟。

第 5 期：肾衰竭期（需要透析或移植），GFR 低于 15 毫升/分钟。

二、慢性肾脏病有哪些主要症状

早期：经常性疲劳，乏力，眼睑、颜面、下肢水肿，尿中出现泡沫，尿色异常，排尿疼痛或困难，夜间排尿次数增加。

中期：以上病症加重，可有食欲不振、恶心、呕吐、腰疼、全身水肿、血压升高、心慌气短、呼出气体带有尿味、骨疼、皮肤痒、心力衰竭、手脚麻木、反应迟钝、贫血，血尿素氮、血肌酐、肌酐清除率不正常等症状。

晚期：进入尿毒症期，以上症状加重，导致心、肝、肺、脑各系统衰竭，死亡率很高。

三、什么是优质低蛋白饮食

（1）在慢性肾脏病第 3 期治疗中，营养治疗是非常重要的。营养治疗是治疗慢性肾脏病的主要手段之一，合理地减少一些物质的摄入，就可以较少产生新陈代谢的垃圾，减轻肾脏的工作量。这样残余肾单位的超负荷状态就会缓解，损坏速度自然就减慢了。优质蛋白就是指动物蛋白，如鸡、鸭、鱼、肉、海参、鱿鱼、大虾、鸡蛋、牛奶等。这些食品的量，控制在 0.6～0.8 克/（千克体重·天）。

慢性肾脏病患者饮食控制，首先就是要限制蛋白质的摄入量。研究表明，慢性肾脏病患者食入优质低蛋白后，肾功能下降的速度明显减慢了。

（2）患者服用优质低蛋白 0.6～0.8 克/（千克体重·天）显然是不够的，虽然限制蛋白质的摄入量后，肾功能下降速度减慢了，但人会出现营养不良、负氮平衡。这时，就需要及时补充必需氨基酸及酮酸，才能纠正慢性肾脏病患者必需氨基酸的缺乏并供给充足热量、矿物质、维生素，从而改善患者的营养状况。应用酮酸的好处是：酮酸不含氮，不会引起体内含氮物质的增多，再者 α－酮酸与体内的氨基结合可生成必需氨基酸，还能使含氮废物再利用。另外，α－酮酸内含有钙，对纠正钙磷代谢紊乱、减轻继发性甲旁亢也有一定疗效。

（3）长期坚持优质低蛋白饮食应注意：

①及时、准确地检查评估营养状况；

②必须保证每天 30～50 千卡/千克的热量供应；

③应用优质低蛋白饮食时，应加 α－酮酸；

④保持饮食中蛋白质、糖、脂肪比例合理；

⑤及时补充维生素、纤维素和矿物质。

只有达到上述标准，才能减少慢性肾脏病营养不良发生率，减少并发症，提高存活率。

四、防治慢性肾脏病贫血

慢性肾脏病最常见的表现是贫血，有些患者常常是因为出现贫血才发现自己有病，而这些患者往往首诊到血液科，不知道原来得的是肾脏病，从而延误了慢性肾脏病的治疗。那么，为什么慢性肾脏病会出现贫血呢？以下是慢性肾脏病出现贫血的原因：

（1）肾脏病变导致机体红细胞生成素减少。

（2）肾功能不全的代谢毒物潴留和骨髓造血环境的影响。

（3）这些患者常会有恶心、食欲减退等消化道症状，影响铁剂、叶酸和维生素 B_{12} 等的吸收而导致营养不良性贫血。

（4）慢性肾脏病引发消化道出血等，导致血液丢失。

长期贫血将导致患者出现左心室肥大、心血管并发症、脑功能和认知能力异常，增加慢性肾脏病患者的住院率和死亡率。因此，贫血患者一定要注意检查尿常规及肾功能。那么贫血时，患者该怎么办？

（1）合理膳食。

（2）因慢性肾脏病引起的贫血不同于单纯贫血，需要合理应用红细胞生成素。

（3）应用红细胞生成素时，需补充铁剂、叶酸及维生素 B_{12}。

（4）若上述治疗效果不佳时，要积极寻找相应病因，以做相应调整。

（5）慢性肾脏病贫血患者一定要到正规医院或肾脏专科医生那里进行诊治，并要坚持治疗。

五、尿毒症患者需要进行透析治疗和肾移植

慢性肾脏病第 5 期即尿毒症期，是肾功能衰竭晚期所发生的一系列代谢紊乱和临床症状的总称。由于肾脏不能有效清除体内大量毒素，甚至利尿剂的作用也没了，这时就需要用替代治疗来清除蓄积的毒素和水分。目前的肾脏替代治疗主要包括血液透析、腹膜透析和肾移植。

1. 血液透析

这是目前广泛应用的方法。方法是将患者的血液和透析液同时引入透析器中，清除血液中的尿毒症毒素和体内多余水分。

2. 腹膜透析

这是应用人体的腹膜作为透析膜进行血液净化，将透析液灌入患者腹腔，使血液中的毒素和多余水分透过腹膜进入腹腔中的透析液，然后排出体外的方法。目前，这种方法被很多患者接受。

3. 肾移植

将他人供给的肾脏，通过手术植入尿毒症患者的体内，使其完全发挥肾脏功能。

专家提示

日常生活中，我们要时刻留心观察自己的身体，掌握肾脏病的预兆，及时到医院检查、就诊，才能遏制住病情。

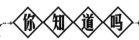

肾炎患者应合理休息

肾炎患者应该得到合理的休息，但究竟怎样才算合理休息呢？这就应该视病情的轻重而定。

当患者出现中度以上水肿、心慌、气短、咳嗽、头痛、头晕、呕吐、少尿（每日尿量在 500 毫升左右）且肉眼血尿、血尿素氮、肌酸、肌酐含量明显升高，肌酐清除率明显降低等症状时，都需要卧床休息。

卧床休息时间的长短需根据病情的轻重、恢复状况而定。通常情况下，急性肾炎患者的休息时间不得少于 3 个月。慢性肾炎患者当水肿消退、血压恢复正常、尿中红细胞管型消失、尿蛋白减少、肾功能基本正常时，可恢复轻度工作。

尿毒症的红灯信号

尿毒症号称"第二癌症"，是肾脏病发展的终末阶段。有相当多的患者在患病初期并无任何不适的感觉，即使身体有一些不适，也没能够引起注意。所以当他们第一次到肾内科检查时，就有可能被诊断为尿毒症。

对此大家非常不理解，自己没有非常不适的感觉，怎么就会患这种病呢？有关调查显示，每年有几十万尿毒症患者因没有及时阻断肾脏固有细胞受损的过程而死亡。

其实早期尿毒症并非无任何蛛丝马迹可寻，患者只要及早发现尿毒症几个不明显的迹象，及时到医院进行检查，就可以明确诊断是否患尿毒症。

（1）水肿。尿毒症患者的水肿大部分非常严重，水肿会遍及全身。

（2）刚开始会出现消化不良、腹部不适等症状，以后逐渐出现恶心、呕吐、口中有氨气味等症状。严重者会出现舌炎、口腔糜烂等症状。倘若消化道溃疡累及血管时就会出现呕血或便血症状。

（3）会有腿软、嗜睡、皮肤干燥、听力下降、腱反射减弱、体温低等反应。同时伴有乏力、易疲劳等症状，一般在运动或一般劳动后感觉明显，休息之后体力有所恢复。

（4）夜间多尿往往是肾脏病的晚期。

（5）患者均有不同程度的贫血。患者出现不明原因贫血时，应及时进行检查。

（6）通常情况下患者多有出血倾向，表现为皮下出血点、瘀斑、牙龈出血、鼻出血，严重者可因发生消化道大出血而死亡。

（7）高血压。肾脏病引起的高血压与其他高血压一样，也会出现头痛、头昏、眼花、耳鸣等症状。但对那些患有高血压的患者来说，单凭有无症状来判断血压是否升高是不可取的，他们需要经常测量血压，以防万一。

（8）脸色变得苍白或土黄，同时皮肤干燥，有瘙痒感觉。

（9）由于钙磷代谢紊乱，患者会出现骨质疏松、全身骨头酸疼或腰酸背疼等症状。另外，患者还会出现腰痛。

（10）女性患者会出现月经不调，经量减少甚至闭经；男性患者则表现为阳痿和精子活动力下降。

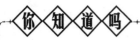

任何一种疾病的产生都有征兆，肾脏病患者应该注意尿毒症几个不明显的迹象，才能及时发现、及时确诊、及时治疗。

女性应该警惕的两大肾脏病

有人形象地把肾脏比喻为人体的"废物站"，肾脏与人体的健康可以说是"一荣俱荣，一损俱损"的关系。由于女性的免疫力相对男性较低，因此女性很容易患一些自身免疫性疾病，而由于免疫系统遭到破坏，肾脏也不可避免地会受到损害。同时，由于女性尿道比较宽、短、直，而且直接通向膀胱，很容易引起感染，导致膀胱炎等，如果病情没有得到遏制，就会诱发肾盂肾炎。

在诸多肾脏疾病中，两大肾脏疾病易击溃女性的健康。

一、肾盂肾炎

肾盂肾炎主要是由上尿路感染引起的，尿路感染是女性的常见病。相关调查显示，我国有 30% 以上的女性一生中出现过 1 次以上的尿路感染。由于女性特殊的生殖器官结构，细菌很容易进入尿道。一些职业女性，由于长时间过度紧张、过度疲劳、缺乏运动，就会导致免疫力下降；再加上饮水过少，长时间憋尿，月经期使用护垫……这些都很容易把细菌带入尿道，诱发膀胱炎、输尿管炎或肾盂肾炎。

一般急性肾盂肾炎患者常常会打寒战、发热，还会伴有尿频、尿急、尿痛或排尿不畅的症状。尽管大部分患者经过正规治疗后不会再复发此病，但是个别体质较差、未经过系统正规治疗的患者，则极易反复发作。如果得了肾盂肾炎没有完全治愈，或治愈后反复发作，10～15 年后就会发展成肾功能衰竭。

因此对于女性来说，千万不要忽视尿路感染这个"小病"。一旦发病，就要彻底进行治疗；同时还要多饮水，不要憋尿，性生活过后别忘了排尿，同时还要加强体育锻炼，提高自身免疫力；另外，还要注意外阴卫生，保证每天用温水清洗，勤换内裤等。这些都是减少泌尿系统再次感染的好方法。

二、狼疮性肾炎

狼疮性肾炎是系统性红斑狼疮这一免疫性疾病引起的，

其中90％会侵犯肾脏，患者多见于女性，男性少见。具体的症状我们在前面已经讲过了，这里就不做过多的介绍。

狼疮性肾炎有时症状不是十分明显，有的仅仅表现为肾脏功能异常，所以常常被误诊为肾炎、肾病综合征或慢性肾衰。因而常因此错过治疗的最佳时机，使病情得不到及时控制，最后发展成尿毒症、心衰或败血症等严重后果。

因此，对于狼疮性肾炎的患者来说，早期的诊断和治疗是非常重要的。这些患者在生活中要注意防止感冒、腹泻，以及皮肤疖肿、扁桃体炎等感染，同时还要注意合理膳食。

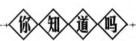

专家提示

女性是肾脏疾病的高发群体。这是由于现代女性生存压力大、自身免疫力低和生理特点导致的。因此对于女性来说，保护好自己的肾脏尤为重要。

你知道吗

女人的美丽和肾有关

肾脏的健康与否，与人类的生长、发育有着非常密切的联系。肾虚了，人势必就会出现衰老的迹象，让女人不再美丽，主要表现在：

● 眼睛不再明亮

肾有调水液的作用，女人如果肾虚，就会导致水的代谢与运输不畅、血液循环受阻，故而出现眼睛浮肿、黑眼圈等症状。如果爱美的女性长期对辛辣食品情有独钟，会导致肾气亏损，出现眼花、眼痛的症状。

● 内分泌紊乱

肾虚还会导致女性内分泌失调，出现头晕、耳鸣、夜晚潮热、盗汗、腰酸腿软、手足心热、月经不调等症状。

● 皮肤干燥

肾虚还会导致女性皮肤干燥，试想一下皮肤干燥的女性又怎么能够美得起来呢？

● 影响怀孕

女性一旦肾虚，就会出现性欲降低、手脚冰凉等症状，从而影响怀孕。

几种肾脏病的并发症

早期的急性肾炎如果得不到及时、有效的治疗，就有可能会出现并发症，下面就介绍几种常见肾脏疾病的并发症。

一、急性肾炎的并发症

1. 心力衰竭

急性肾炎患者，由于水钠潴留、血压增高、全身水肿及血容量增加，从而导致肺循环瘀血，引起气促、咳嗽、不能平卧等症状。急性肾炎的并发症一般在急性肾炎发病后1～2周发病。

2. 高血压脑病

高血压脑病，一般发生在急性肾炎的早期、中期，发病较急，患者容易出现剧烈头痛、频繁恶心呕吐，随之而来会出现视力障碍，如眼花、暂时性黑，并有嗜睡或烦躁等症状出现，同时还可能出现昏迷、惊厥，严重者还会出现偏瘫、失语、脑疝等症状。如果血压得到及时控制，上述症状会有所好转，并且不会留下后遗症。

3. 急性肾功能衰竭

尽管急性肾功能衰竭的发病率非常低，且目前医学上针对此病可用血液净化方法治疗少尿、无尿、高血钾，但仍是急性肾炎死亡的原因之一。

4. 细菌感染

急性肾炎患者的抵抗力特别低，因此极易产生继发性感染，如肺部感染、尿路感染等。患者一旦发生感染，就要采取有效的治疗方案，控制感染，以防加重病情。

二、慢性肾炎的并发症

1. 心脏损害

由于慢性肾炎患者一般伴有高血压、贫血、动脉硬化等疾病，因此很容易使患者的心脏受损，诱发心脏疾病，如心脏扩大、心律紊乱等，严重时可出现心力衰竭等。

2. 合并感染

慢性肾炎患者因身体抵抗力差，容易并发感染，出现呼吸道感染、泌尿系统感染、肾功能衰竭和皮肤感染等。这些并发症的临床表现不是十分明显，而且治疗起来也相当困难。

三、肾病综合征的并发症

1. 感染

容易出现呼吸道感染、泌尿道感染、皮肤感染、原发性腹膜炎及结核感染。

2. 蛋白质、脂肪代谢紊乱

出现胆固醇、磷脂和甘油三酯的值升高，高脂加重肾小球进行性硬化及动脉硬化。

3. 血管栓塞

肾病综合征患者血栓的发生率较高，而且是严重的致死性并发症之一。主要表现为腰痛、肾区叩击痛、肉眼血尿，严重者还可出现急性肾功能衰竭、肺栓塞及下肢静脉血栓。

四、急性肾功能衰竭

患者容易出现血容量相对不足症状，如伴有呕吐、腹泻、大剂量利尿等，这些都可能导致休克、营养不良及肾功能损伤（急性肾功能损伤、特发性急性肾功能损伤、肾小管功能损伤等）。

专家提示

血尿是肾脏病患者最常出现的症状。血尿分外科性血尿和内科性血尿两种。那么，怎样鉴别这两种血尿呢？目前，相差显微镜观察尿红细胞形态是一种方法。它是根据红细胞大小是否一致，形态是否相似和细胞内血红蛋白分布是否均匀将血尿分为均一性和多形性两类。均一性红细胞血尿表明血尿是由肾或尿路血管破裂，血液直接进入尿液而产生的，为外科性血尿。多形性红细胞血尿提示红细胞经疾病肾单位而进入尿液，为内科性血尿。当然，这只是大概分类，具体到每个患者还要结合病情进行分析。

肾脏病会遗传吗

很多人担心肾脏病会遗传，影响下一代的身体健康。虽然肾脏病的种类很多，但大部分肾脏病并不遗传，只有小部分肾脏病会遗传。下面就介绍几种具有遗传性的肾脏病：

一、多囊肾疾病

多囊肾疾病分为成人型多囊肾及小儿型多囊肾。

1. 成人型多囊肾

多囊肾的患者，双侧肾皮质和髓质常充满很多薄壁的球形囊肿，此类囊肿为几毫米至几厘米，看上去就像一串葡萄，其实它是某一节段或集合管或肾小囊囊肿、变形和扩大演变而来的。患者常常会感觉上腹部或腰背部疼痛，伴有血尿、无尿、肾结石、血块梗阻、尿路感染、贫血及肾功能衰竭等疾病。成人型多囊肾疾病一般在成人40岁以后发病，常伴有肝囊肿疾病。此类疾病会遗传，因此成人尤其应该引起重视。

2. 婴儿型或儿童型多囊肾

这种疾病非常罕见，表现为患儿的腹部有肿块，并且患有尿路感染。其中 90% 的患儿患有高血压、发育不良等。75% 的患儿在产后数小时到数天内死亡。渡过新生儿期的患儿 15 年的生存率仅为 50%～80%。

二、遗传性肾炎

遗传性肾炎又称 Alport 综合征，是一种相对常见的遗传性肾脏病。它的遗传与性别有关，母亲得病会遗传给儿子和女儿，父亲得病则只会遗传给女儿，不会遗传给儿子。

遗传性肾炎属于遗传性家族性疾病，大多起病隐匿，多数患儿在 10 岁以内起病，其中 6 岁以内起病者占 70%。男女均可发病，通常男性发病较早，而且病情较严重；女性相对来说发病较晚，相比男性病情要轻。

遗传性肾炎一般会出现"三联症"。"三联症"是指肾脏损害、耳部病变及眼部病变。肾脏损害表现为：早期会出现持续性或再发性血尿，也会出现蛋白尿。发病早期肾功能正常，到了晚期则表现为尿毒症。耳部病变表现为：23%～75% 的患者患有神经性耳聋。眼部病变表现为：斜视、眼球震颤、圆锥角膜、角膜色素沉着、球形晶体、白内障及眼底病变。此外，部分患者有智力迟钝、血小板减少等症状。

三、先天性肾病综合征

此种疾病较少见，属常染色体隐性遗传病，多在小儿出生后 3～6 个月发病，它具有肾病综合征的四大特点：①大量蛋白尿，定量每日超过 0.1 克/千克体重；②低蛋白血症，血清白蛋白<3 克/升；③高胆固醇血症，血清胆固醇超过5.72毫摩尔/升；④全身水肿。此外还表现为发育缓慢，同时伴有鼻根部低凹、前额突出、囟门大等。该病预后不好，治疗也很困难。近年来有人进行肾移植术，可以延长生命，有的患者可以存活 20 年。

幼儿患病后，要严格限制孩子的活动量，预防感冒，注意孩子的个人卫生，勤洗头、洗澡，衣服也应经常换洗，且不宜吃多盐食物和高蛋白食物。另外，平时应注意观察孩子的小便情况，如发现孩子的小便颜色有异常，应及时到医院化验。

专家提示

其实大家不必担心，因为大部分的肾脏疾病是不会遗传的，只有少数的肾脏疾病会遗传，且是少之又少。但大人们也不能大意，在自己呵护肾脏的同时，千万别忘了孩子。

第 2 章

肾脏的保健从预防开始

近年来，肾脏病的发病率虽然呈逐年上升趋势，但并不说明我们在肾脏病面前就无能为力。其实很大一部分肾脏病，多是由日常生活习惯引起的，只要我们改变不良的生活习惯，就可以预防肾脏病。因此，远离肾脏病，必须从预防开始。

健康测试

你肾虚吗

现代社会，生活节奏越来越快，人们整天忙忙碌碌，容易忽视身体的异常。请你做一做下面的小测试，检测自己是否肾虚。

1. 小便是否无力、淋漓不尽？

是　　　否

2. 取少许尿液倒入一杯清水中，水是否仍很清澈？

是　　　否

3. 早晨起床，是否发现眼睛水肿？

是　　　否

4. 坐或站超过 1 小时，是否感到腰酸腿疼？

是　　　否

5. 是否出现牙齿松动、脱发的症状？

是　　　否

6. 是否记忆力减退、注意力不集中？

是　　　否

7. 是否正常饮水，却发现夜尿频繁，至少 3 次以上？

是　　　否

8. 是否夜里经常揉眼，即使睡着了，也不断做梦？

是　　　否

9. 是否发现食欲下降，即使是自己喜欢的饭菜也吃不了几口？

是　　否

10.是否发现没有"晨勃"现象，而且性欲下降？

是　　否

注：答案为"是"得 2 分，答案为"否"得 1 分。

测试评析

若你的答案在 1～9 分，说明你的肾功能还很正常，但也不能掉以轻心，要时刻注意保护好自己的肾脏。

若你的答案在 9 分以上，必须要当心。应及时到医院做检查，及时补肾、护肾。

远离肾脏病，预防是关键

我们生存的环境，由于工业废气废液的排放、人们对环境的破坏，致使环境污染相当严重。人们的生活压力和工作压力不断增大，再加上诸多不健康的生活习惯，很容易导致身体生理功能紊乱、免疫功能下降。目前我国 70%～80% 的人处于"亚健康"状态，如果不及时进行调整，就会引起多种慢性疾病，如心脑血管病、高血压病、糖尿病、慢性肾脏病等，进而给家庭造成不幸。世界卫生组织报告提出，影响健康的因素中，遗传因素占 15%，社会因素占 10%，医疗条件占 8%，气候因素占 7%，自我保健占 60%。这就证明如果能及时调整自我保健，加强锻炼，就能预防疾病、保持身体健康。

俗话说：疾病要早防，防患于未然。对于各种疾病最好的治疗方法就是预防。可是，平时生活中很多患者都不注意对身体的保养，当疾病降临时，后悔已晚矣。

要知道，一旦疾病发生，人体内的平衡就会被打破，有些疾病还会迅速恶化乃至危及生命。一旦确认有病，任何高科技都不可能使患者恢复到得病以前的状态，并且此时治疗成本肯定会远远大于无病预防的成本。

因此，人们更应该将对疾病的注意力由偏重治疗转向积极预防和保健，由依赖医院、医生转向积极地把握自己健康长寿的命运。任何疾病只要预防在先，发病的概率就会大大降低，甚至可以完全避免。所以，学习一些健康知识、做好自我保健是非常必要的。

为什么慢性肾脏病不容易早期发现甚至漏诊呢？

①首先，慢性肾脏病可以完全没有症状或症状不明显，不易引起患者及家属的注意，而且肾脏的代偿功能极其强大，即使肾功能受损50％以上，患者仍可没有症状。

②一些体检或单位查体，通常不化验尿及肾功能，容易漏掉此病。

③肾脏病高危人群缺乏进行尿常规、肾功能检查的意识，初次确诊高血压、糖尿病等的患者，一般只应用降压药、降糖药，未能及时检查尿常规及肾功能。

④目前检查肾功能的各种方法都存在一定局限性，缺乏

早期敏感指标，不能更早地对慢性肾脏病进行诊断。

⑤由于目前看病难，对群众进行的科普宣传还比较薄弱，使部分人未能及时就诊。

像高血压、糖尿病、高尿酸、痛风等，患病时间久了就可能影响肾脏，有的甚至发展成肾功能衰竭。此外，一些感染和服药不当也会导致肾脏病。

肾脏病是一种病程长的顽症，一旦得了肾脏病，尤其是慢性肾脏病，治疗起来是很困难的。正因为肾脏病如此顽固，我们就更应该做好预防工作，免得发现已患有肾脏病时，悔之晚矣。

当然，看似无处不在的肾脏病虽然可怕，但只要及早发现并进行治疗，发展至肾功能衰竭的概率就会大大降低。为此，国际肾脏病学会呼吁人们，对于肾脏病要"及早预防，及早诊断，及早治疗"。很多健康意识较强的人都会定期进行体检，这就大大降低了患上各种慢性疾病的可能性，特别是尿常规检查，对预防肾脏病的发生有很大帮助。

专家提示

糖尿病容易引起许多慢性并发症，其中又以糖尿病肾病最为严重。糖尿病肾病重在预防，最重要的是糖尿病患者要坚持长期将血糖控制在接近正常的范围内；其次应定期检查小便，做到早发现、早治疗。

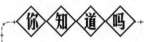

可乐危险！可能会导致肾脏病

有很多人钟爱可乐。殊不知，可乐会伤害我们的肾脏。

可乐的含糖量非常高，相当于十块方糖。此外可乐还含有大量的磷酸盐类，这种物质会诱发肾结石和其他肾脏疾病，所以可乐喝得太多，势必会伤害我们的肾脏。

因此，为了肾脏的健康，广大读者喝可乐时，一定要适量。

定期检查，防患未然

尽管现今社会，人人都很关心健康，但对疾病的预防还是没有给予足够的重视。研究表明，在居民家庭的各项生活支出中，预防性体检普查的部分仅为 0.3%。事实上，在预防上每投入 1 元钱，就能节省 8.95 元的医疗费用，"轻预防"最终可能会让我们付出沉重的代价。

近几年来，肾脏病患者越来越多，有一部分肾脏病因为没有症状，早期时难以觉察，当出现明显不适再去医院检查时，病情已经严重恶化，已发展到肾功能不全，甚至是尿毒症期。

目前预防医学已经越来越发达，据统计显示，每年通过健康普查，无症状血尿检查率高达 2.5％～13％。由此可见，日常体检对预防肾脏病所起的重要作用。肾脏是人体非常重要的器官，所以大家应该定期进行体检，早做检查保健康。

预防肾脏病应在日常生活中进行，了解一些肾脏病的常见症状，多观察，确定身体的健康状况。以下为你提供了 3 个简便、易于操作的早期判断肾脏病的方法：

（1）肾脏病变早期会在尿液中表现出来，发现夜尿频多、尿中有泡沫或是颜色变深的症状时，就应该及时就医。

（2）如发现有眼睑或下肢水肿，青年人患有高血压、腰酸痛、贫血等情况，也有可能是肾脏病的征兆。

（3）已婚女性反复发作的尿频、尿急、尿痛、尿中有白细胞，如果迁延不愈，就会造成肾间质损伤，甚至导致肾功能衰竭。因此，也要早发现、早治疗。

当然，对肾脏病的诊断不能只看临床的症状，也要经过几项肾脏病的常规检查。

一、尿常规检查

尿常规检查是确诊是否患有肾脏病的一项重要检查。它简单、方便，能及时发现病魔的踪迹，使肾脏病得到及早发现并获得及时的治疗。建议健康人每年做 1 次尿常规检查；高危人群，如伴有糖尿病、高血压、有肾脏病家族史或长期应用药物史的人则要增加尿监测频率，做到每 3～5 个月尿检 1 次。尿常规检查可以帮助医生了解患者是否存在血尿、蛋白尿、管型尿、低比重尿、尿糖及细胞成分，是了解泌尿系统有无病变、病变性质及程度的最简便的检查。

二、尿红细胞形态检查

如果发现尿异形红细胞含量＞80％，应考虑血尿来自于肾小球。

三、血清的肌酐浓度及肾小球滤过率

医生可以根据血液中的肌酐浓度、性别、年龄、体重、身高，综合起来评价肾功能。血液中的肌酐指标：①男女不一样。男性的肌肉比女性多，男性的血肌酐就应该高，如果女性的血肌酐和男性一样高，那么可能女性的肾功能已经不是很好了。②年纪大的和年纪轻的不一样。年老的人，肌肉减少了，肌酐就不应该高。如果年老人的肌酐和年轻人一样，就说明年老人的肾功能可能不好。③健壮的人和瘦弱的人不一样。健壮的人肌肉比较发达，肌酐就会高一点，瘦弱的人肌酐就应该低一点。根据血肌酐值及性别、年龄即可根据公式计算出肾小球滤过率。

四、肌酐清除率

肌酐清除率是反映肾小球滤过功能的检查方法。

正常值：80～100 毫升/分。

五、24 小时尿蛋白定量

正常值＜0.2 克/天。该检查比尿常规中尿蛋白检查更为准确，因而能更好地反映病情。

六、尿微量白蛋白定量

就是检查尿中微量白蛋白的排出率，正常值＜20 微克/分或＜30 微克/天。若结果为 20～200 微克/分或 30～300 微克/天，则可确定为微量白蛋白尿，是判断早期肾损害的敏感指标之一。对于高血压、糖尿病、反复长期尿路感染、药物中毒等患者应定期检测尿微量白蛋白，以便尽早发现疾病、及早治疗。

七、尿低分子蛋白

尿低分子蛋白包括 β_2-微球蛋白、α_1-微球蛋白、转铁蛋白、轻链蛋白等。

尿低分子蛋白是一组能够经肾小球自由滤过，而在近端肾小管全部重吸收的蛋白，此组蛋白尿排出量的增加是肾小管功能受损的标志。常见于各种肾小管间质性肾炎。如慢性肾盂肾炎、高血压性肾损害、尿酸性肾病、肾小管酸中毒、药物性肾损害等。

八、尿渗透压

正常值为 600～1400 毫摩尔/升。尿渗透压测定值较尿相对密度更可靠，其水平降低表示肾小管浓缩功能的减退。

九、清洁中段尿细菌培养及药物敏感试验

可以帮助医生了解泌尿系感染的病原菌种类，为临床选用抗生素提供依据。

十、尿液病理检查

了解有无泌尿系统肿瘤以及肿瘤细胞的分类。

十一、泌尿系 B 超检查

可以了解肾脏大小、形态，有无结石、肿瘤、囊肿、肾盂积水、尿路梗阻、先天畸形等。

十二、肾图和肾动态影像

可以帮助患者了解左、右两肾分肾的肾脏血流量、肾小球滤过率、肾脏排泄功能以及指示有无肾动脉狭窄等。

十三、静脉肾盂造影

可以帮助患者观察泌尿系统各血管的结构和功能，了解尿路的病变特点和性质。

十四、肾脏CT和磁共振成像（MRI）

MRI分辨率高，对人体损害极轻，这是它的优点。这种方法能查出普通X线不能检查出的细小钙化、结石；确定肾脏病变的部位、性质或先天性发育异常；辅助诊断肾肿瘤、肾结核、肾囊肿等。

专家提示

头发干枯的人，也要去检查肾脏。因为发是血之余，肾脏有病、贫血了，头发就干枯了。在诊断的时候，医生也可以从头发的光泽来辨别肾脏病患者患病时间的长短，发质干枯的说明病程已经较长，尚有光泽的说明病程还较短。

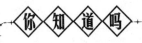

肾脏病患者检查时的注意事项

（1）正确留取送检尿液。

①做尿检最好赶在早上，留取新鲜的晨尿，因为晨尿的尿检阳性率较高。

②留取的尿液要及时送到检查室，以防止尿液污染，影响化验结果。

③留取尿液的过程中，要注意卫生，尽量减少对尿液的污染。

④做尿检前不要使用抗生素，以免影响检查结果。

（2）如果做血液检查，一般早上检查效果最佳。同时为了确保检查结果，应当禁止进食和饮水。

（3）如果患者需要做CT、磁共振等检查项目时，一定要记住不要携带金属物品、无线电类、手机等。如果患者佩戴有心脏起搏器，检查之前应该和医生进行良好的沟通。

（4）患者在做肾图检查前，一定要先排净小便。此外，不可饮用茶和咖啡，也不要服用利尿剂。

呵护肾脏从点滴做起

要想使肾脏保持健康，就要采用科学的方法，做好肾脏病的预防工作。专家提醒呵护肾脏从点滴做起。

一、锻炼身体，强健体魄

体育锻炼等于为健康投资。参加有氧运动，适当锻炼身体，在阳光下多做运动做至出汗，可帮助人们排除体内多余的酸性物质，从而起到预防肾脏病的作用。

二、调节心情，乐观减压

我们应时时警惕肾脏病的发生，但如果不小心得了肾脏病，也不必悲观，应消除对疾病的恐慌心理，保持良好的心情，不要有过大的心理压力。因为压力过重会导致酸性物质的沉积，影响代谢的正常进行，而适当的调节心情和减轻自身压力可以保持弱碱性体质，从而预防肾脏病的发生。

三、生活规律，疾病跑光

生活习惯不规律的人，如彻夜唱卡拉 OK、打麻将等，都会加重体质酸化。

所以，我们必须养成良好的生活习惯，才能增加人体对疾病的抵抗力，减少患病的机会，从而使肾脏病远离自己。

四、有病早治，不乱吃药

咽部、扁桃体等发炎为链球菌感染时，需立即根治，应用抗生素治疗要彻底，不可半途而废，否则链球菌感染容易诱发肾脏疾病。需要注意的是，止痛剂会损害肾脏，如要长期使用请遵循肾脏专科医师的医嘱服用。

五、暴饮暴食，有害肾脏

人体一次吃下大量的食物，最后的代谢产物尿酸及尿素氮等皆需由肾脏排出，故食物过量将增加肾脏的负担，对肾脏造成损害。

六、定期体检，身体健康

很多肾脏病是在体检时发现的，因此必须充分重视体检。查尿常规可以了解肾脏病的情况，因此每半年就必须做一次尿液筛检、血压检测。

七、血压、血糖、血脂要控制得当

长期的高血压会不停地破坏肾脏的微细血管，导致肾衰竭，这在临床上很常见。因此如果有高血压，应将血压控制在正常范围内。另外，糖尿病患者的血管会慢慢硬化，尤其是末梢血管硬化得更快。糖尿病患者发病 10 年后，100％会出现肾脏受损情况，如血糖控制良好，将减少和推迟糖尿病肾病的发生和发展。

专家提示

烟、酒都是典型的酸性物质，毫无节制地抽烟、喝酒，极易导致人体的酸化，使得肾脏病有机可乘。

中老年男性护肾迫在眉睫

肾脏是维持人生命的重要脏器，也是较早衰老的器官。临床观察发现，正常人在 40 岁以后，每年约有 1％的肾小球会发生硬化。肾脏也开始逐渐缩小，功能随之下降，90 岁时人的肾功能仅为年轻时的 50％。

近年来，随着社会的进步和生活水平的提高，我国老龄化进程不断加速，老年慢性肾功能不全患者不断增加。在健康体检中发现，老年人患有各种肾脏病者高达 17.6％；在住院患者中，患泌尿系统疾病的老年人占 3.5％～6.5％。老年性肾脏病是自然衰老性肾脏病，如蛋白尿、肾正常萎缩、尿频、尿急，若在此基础上发展，则属于难治性肾脏病。

调查显示，40 岁以后的男性肾脏病患者要远远多于女性患者。中医认为，随着年龄的增长，男性肾中精气逐渐虚损，肾的主水功能失常，进而影响尿液的生成和排泄，就会出现尿少、水肿、小便无力、夜尿多、尿后余沥不尽、遗尿等症状。男性肾脏病的高发除生理原因外，与吸烟、应酬过多以及生活压力大也有很大关系。有研究显示，吸烟者患肾脏病的危险是不吸烟者的两倍，且吸烟时间越久、吸烟量越大，危险性越高，原因与烟草中的多种有毒物质对机体的慢性刺激有关。此外，男性因工作原因应酬较多，长期的高脂肪、高热量饮食不仅会使肥胖、高血压等疾病出现，还会增加患肾脏病的概率。

因此，专家建议 40 岁以上的男性，要从生活点滴做起，养成科学保护肾脏的好习惯。

一、定期检查

要想早期发现肾脏病，年过 40 岁的男性就要坚持每年进行肾脏 B 超、尿常规、肾功能检查，尤其有不良生活方式和家族肾癌病史的男性更要注意。临床上，有 50％ 的早期无症状肾癌是通过体检被发现的。

二、40 岁后不憋尿

尿是肾脏代谢的产物，肾脏以排尿的方式排泄体内代谢废物和有毒物质。如果总是憋尿，膀胱的压力会增大，一方面使尿液反流，另一方面易使细菌繁殖上行，势必损伤肾小球，使肾功能受损，甚至引起肾功能衰竭。

三、减少盐的摄入，饮食宜清淡，平衡膳食

随着年龄的增长、肾脏排泄废物的能力下降，若大量食用动、植物性蛋白质，势必会使体内生成的含氮废物增多，就会大大加重肾脏负担。

四、保持健康体重

调查表明，随着男性腰围的增大，其患肾脏病的危险也会增加。因此，维持正常体重是男性保护肾脏功能正常的一个重要因素。因此男性就要避免感冒，吸烟、饮酒要适量，更不可酗酒。

五、多吃含亚麻油酸的食物

现代医学研究显示，前列腺系统对于维持肾脏功能具有重要作用，而亚麻油酸可促使前列腺素合成，因此，日常饮食中要常吃富含亚麻油酸的食物，如核桃、花生、芝麻等，平日烹调时多用葵花子油、橄榄油等，对于保护肾脏功能也有积极作用。

六、控制糖和盐的食用量

中老年人每日食用的蔗糖量不要超过 30 克，吃过多的糖会刺激人体内胰岛素水平升高，使血管紧张度增加，肾动脉痉挛，从而加速肾脏肾小球的硬化。另外，每日食盐宜控制在 4～6 克，吃过多的盐会导致血容量增加，使细胞水肿、肾小球硬化、肾脏功能受损。

七、注意腰部保暖及运动

腰部很脆弱，经不得风吹，腰部受凉必定会伤到肾脏，因此无论是烈日炎炎的夏天还是寒气逼人的冬天，都要给腰

做好防寒措施。此外，还需要经常活动腰部，这样才能保证腰部的血液循环畅通，使肾气得到不断充养。

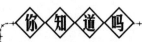

满世界的广告都在宣传"十男九虚"、"疲劳就是肾虚"，使得不少疲于生计的中年人总觉得自己肾虚。那么，到了中年就一定得补肾吗？专家提示，大多数人的"虚"都是心理压力大造成的，疲劳、年龄都不是界定补肾的标准。

你知道吗

补肾！当心广告欺骗

通常情况下，肾功能不好的人，夜尿多，常常头昏眼花、腰痛腿软、眼圈发黑，容易脱发。若中年人出现肾虚就是一种未老先衰的表现。

现在满大街都是铺天盖地的补肾药品广告。藏药、苗药比比皆是，销售商把这些产品吹得如神丹妙药般神奇。一些人禁不住他们的忽悠，盲目购买一些补药开始进补。其实，这些药非但对补肾没有疗效，相反有些药品还会损害我们的肾脏。

是否肾虚，肾虚到什么程度，必须请专业的医师进行诊断。任何补肾药品，都必须在专业人士的指导下服用，否则就会得不偿失，后患无穷。

健康女性从补肾开始

现实生活中，有相当大一部分人认为补肾是男性的事，和女性没有关系。可俗话说"男怕伤肝，女怕伤肾"。补肾，女性也不能忽视。如今的女性，已用自己的双手撑起了半边天，她们同样面临生活和工作的压力；再加上办公室普遍用空调导致空气干燥浑浊，以及女性自身的免疫力低和生理特点的关系，导致青年女性中肾脏虚弱、出现炎症的比例越来越高。数据显示，女性肾盂肾炎的患者是男性的 8 倍，狼疮肾炎的患者是男性的 9 倍。

中医认为，就补肾而言，女性比男性更重要。因为女性有经、孕、产、乳、带的独特生理特点，女性天生就是肾脏类疾病的高发者。另外，现代女性生活压力大，外加女性容易多愁善感，如果长期处在郁闷的心情下，机体的免疫力也会受到影响，肾脏可能因之而逐步出现亏损。女人若肾虚易导致内分泌紊乱、造血功能下降、气血两亏、萎靡不振甚至百病缠身！所以，有意识地补肾、护肾、养肾，对于女性来说至关重要！

肾是女性美丽与健康的发源地，因此女性要及时、正确地养肾、补肾。只有正确调控日常饮食，保养好脾、肾，时时预防肾脏病的发生，才能使女性明艳照人，拥有健康、幸福的生活。

女性可以采取以下办法来补肾：

（1）冬季天气干燥，要适当打开窗户通风、注意环境及个人卫生、多喝水，防止肾阴虚。

（2）要防止过度劳累，同时要加强内心修养，防止情绪变化激烈。

（3）经常活动腰部，使腰部气血循环畅通，肾气得到不断充养。适宜的运动能改善体质，促进营养物质的消化吸收，从而使肾气得到巩固。

（4）多吃清凉食品及含铁、蛋白质的食物，如木耳、大枣、乌鸡、韭菜、海参、人参等。

（5）自我按摩脚心。脚心的涌泉穴是使浊气下降的地方，经常按摩涌泉穴，可益精补肾、强身健体、防止早衰。

（6）未经专业医生诊断，不要滥服、过量服用保健品，以免破坏人体内部的平衡，从而引起肾脏功能的减退。

（7）妇女怀孕前最好检查有无肾脏病，如果有要及时与肾科医师研讨。否则，盲目怀孕，肾脏病可能很快恶化，进而引起肾功能不全。

（8）每年定期查尿常规、肾功能及B超，以便对肾脏疾病做到早发现、早治疗。

专家提示

女性是肾阳虚的高发人群，这是因为女性体质较弱，容易出现夜尿频多、畏寒肢冷、手脚冰凉。调补肾阳能增强女性的体质，全面改善女性肾阳虚的症状。

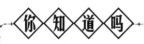

女性肾虚的症状

（1）当体质下降时，肾气出现虚亏，膀胱会表现出气化无力，从而导致女性出现尿频。

（2）肾脏功能的好坏主要表现在头发上。头发柔韧有光泽，说明肾脏健康；头发易断、没有光泽、容易脱落，尤其是清洁的时候，更是大把大把地脱落，则是肾虚的典型症状。

（3）中医理论中黑色代表肾，眼圈黑就表示肾虚。肾虚的人，体内的水分代谢往往会受到阻碍，因此容易使眼睛（周围）黑色素堆积，形成黑眼圈。

（4）女性天生就怕冷，如果女性肾阳不足，就更易怕冷，主要表现为手脚冰凉。

（5）肾虚会导致身体无缘无故发胖。

（6）肾虚的女性，会出现失眠、健忘、情绪紧张等症状。

（7）肾血不足，还会导致气血失和、冲脉任脉功能失常、月经不调等。

补肾需理智，切忌盲目

人到了中年，尤其是很多男性朋友，就会有意无意地把"中年"和"开始衰弱"画上等号，于是盲目补肾。其实，现在人们生活水平大大提高了，身体所需的营养也都能跟得上，体质也变强了，肾虚也在逐渐减少。

一、男人都需要补肾吗

生活中有很多人发现自己腰疼了、记忆力减退了、性功能低下了……就开始忧心忡忡，很快便把自己划到"肾虚"的行列，于是大把大把地吃补肾药。这样不但补不了肾，还会给肾脏平白无故地加重了排毒负担。长此以往，我们的肾脏能承受得住吗？那么，我们何时才应该补肾呢？

下面我将给出答案：

（1）夜尿增多，在正常饮水情况下，夜里起夜 3 次以上。

（2）小便时不顺畅，尿后常感觉没有排泄干净。

（3）清晨起来面部发生水肿，中午过后下肢会水肿。

（4）时常会有头晕、耳鸣等感觉，而且听力逐渐减退。

（5）精神萎靡，做什么事情都提不起兴趣，不愿意思考问题。

（6）腰膝酸软，双腿无力，不能久坐或久站。

（7）记忆力下降，常常提笔忘字；话到嘴边，就是想不起来；捡起这样忘那样。

（8）容易疲劳，但时常失眠，而且夜里多梦。

（9）对性生活提不起兴趣，并且性生活质量也会相应下降。

（10）每日的排尿量有所变化，或多或少。

二、补肾也要走出误区

误区一：肾虚吃什么药都一样。

有些人觉得自己肾虚了，于是买来大量的补肾药，根本不管自己是哪种肾虚，认为反正都是治肾虚的，吃什么都一样。有这种想法的人就大错特错了。

在我国古老的中医学中，肾虚分为肾阳虚和肾阴虚，不同类型的肾虚，表现出来的症状也不一样。拿肾阳虚来说，一般患者会出现五大症状：神疲倦怠、腰背酸痛、气短乏力、畏寒肢冷、夜尿频多。肾阴虚的典型症状是：口干舌燥、五心烦热。这些症状都不一样，所以在选择补肾药的同时更应该注意选择适合症状的补肾药。如果该补"阴虚"的时候补了"阳虚"，又或者该补"阳虚"的时候补了"阴虚"，人体平衡都会受到破坏，这样根本达不到补肾的目的，反而会越补越糟，严重的还会引起其他疾病。

误区二：补肾其实就是壮阳。

目前市场上很多补肾药的广告常常误导消费者，让消费者误认为补肾药是"壮阳药"，以为"一吃就灵"。中医学中的补肾涵盖了很多方面，它包括人体的生殖、泌尿、神经、骨骼等系统的各个组织、器官，性功能减退只是其中一个方面。

性学家指出，心理因素对性功能的影响远远大于药物，要改善性功能，提高性生活质量，光靠药物是不行的。感情才是最好的药，夫妻应该多进行情感交流才能改善性生活。

误区三：补肾与女性无关。

很多人以为，补肾只是男性的事，和女性无关，其实这种想法存在很大的偏见。由于女性具有特殊的生理现象，如经期、白带、孕育、生产、哺乳等，这些现象都与女性的肾中精气有着密切关系。女性只有肾气旺盛，外表才能容光焕发。

尤其是中年女性，患肾虚的概率相当高。一些被归为妇科病的症状其实也与肾虚有关，如常见的腰膝酸软、五心烦热、头晕耳鸣、失眠健忘、盗汗、经少、经闭等都是肾阴虚的表现。因此，女性的肾脏需要更好地呵护。

专家提示

大家一定要对铺天盖地的补肾药提高警惕，一定要确定自己是否应该补肾。另外"是药三分毒"，盲目补肾，不但身体吸收不了，还会引起副作用，危害我们的健康。

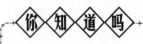

药补不如食补

为了补肾，很多人买来大量的补药。更有甚者，轻信"吃什么补什么"，许多人毫无顾忌地吃起动物内脏来。要知道，补肾药对脾胃不好的人伤害比较大；食用大量的动物内脏，势必会对肾脏造成一定的损害。

那么究竟该如何补呢？人们常说药补不如食补。我们常吃的很多食品就有补肾的功能，如猪肾、牡蛎、核桃、海参、虾、动物肉类、鸡蛋、骨髓、黑芝麻、樱桃、桑葚、山药等食物都有不同程度的补肾作用。

值得注意的是：任何一种食物的食用量都不可过量，否则就会过犹不及。

呵护肾脏的春季攻势

慢性病的形成绝不是一朝一夕的，正所谓"冰冻三尺，非一日之寒"。当然，一旦得了疾病也不能一天就治愈。老百姓常说的"病来如山倒，病去如抽丝"就是这个道理，因此对于自己的身体我们要时刻留意，对肾脏的呵护也是同样的道理。春天是万物复苏的季节，此时的大自然进入了繁殖期，我们身体的各种功能也逐渐恢复旺盛，此时加强对肾脏的呵护，会起到事半功倍的效果。

一、合理膳食

（1）一日三餐定时定量，不可吃得过饱，同时还需注意盐、蛋白质等物质的摄入量。饮食清淡，远离过于辛辣、油腻的食物，以免损害肾脏。

（2）食用一些具有保护肾脏和利尿作用的食物，如瘦肉、胡萝卜、冬瓜、柑橘、干果等。因为这些食物中含有丰富的蛋白质、维生素、锌等微量元素，可以有效地提高身体免疫力。

（3）保持食物酸碱平衡。尤其是老人，最好食用一些偏碱性的食物，如牛奶、豆制品、萝卜、土豆、南瓜、西瓜、香蕉、苹果等。

（4）保持体内充足的水分，多吃一些含水分较多的水果和蔬菜。另外必须给身体补水，每天的饮水量不得少于2000毫升。

二、生活起居

（1）适当地进行体育锻炼可以增加抵抗力、提高自身的免疫力，这是预防疾病的重中之重。

（2）生活要有规律，早睡早起、按时起床、按时睡觉，避免过度疲劳，切莫熬夜。

（3）确保每天正常的排尿量，这样才能保证把体内的毒素顺畅地排出去，减少细菌繁殖的机会。

（4）保持大便通畅，对保护肾脏、减轻肾脏负担十分有益。

（5）在春季，老年人或曾患有肾脏病的患者一定要注意根据天气的冷暖增减衣服，尽量少去公共场所，避免患上流感等疾病，否则不利于肾脏的健康。

（6）多到室外走走，多呼吸新鲜空气，勤开窗户，给室内通风，保证空气流通。

三、卫生调理

（1）晚上睡前宜用温水清洁外生殖器及肛门周围。

（2）注意个人卫生，勤换内衣，勤洗澡。

四、调节心情

保持良好的心态，避免过度兴奋或过度悲伤。情绪低落时，能够自己安慰，消除烦恼。

俗话说"一年之计在于春"，春天是呵护肾脏的大好时机，因此，在春天来临之际，您不妨试着从上述几个方面对肾脏进行保养，何乐而不为呢？

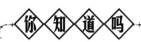
专家提示

据有关研究结果显示，约 10 名成年人中就有 1 人患有某种肾脏疾病，因此对于肾脏的呵护我们势在必行。春天是肾脏疾病的高发期，所以必须在春季加强对肾脏的保护，确保它的健康。

你知道吗

春季补肾需要注意的事项

我国古老的养生学认为，大自然具有春生、夏长、秋收、冬藏的规律。春天是万物复苏的季节，因此我们补肾必须从养生学的角度考虑，只要顺应天时，就会取得事半功倍的效果。

但是补肾不可操之过急。许多人在吃补肾药品时，见这种药疗效不好，就换另一种药，走马灯似的吃了很多种药，也花费了不少金钱，结果却没有好转。其实，补肾是一个长期的过程，千万不可急于求成，希望一蹴而就，结果反而适得其反。

夏季补肾正当时

夏季气温骤升，是一个病毒繁多的季节，再加上人体运动量增大，新陈代谢加快，机体的免疫力会随之下降。如果这时候对肾脏的保养不当，很容易使肾脏受到损害。因此，补肾千万不能忽略夏季。

一、游泳时应注意卫生

火热的夏天，人们都喜欢通过游泳解暑，可当你沉浸在解暑的快乐中时，不知不觉也给肾脏功能带来了隐患。大多数人游泳都是在游泳池中，殊不知游泳池里是不动水，再加上游泳的人多，很容易把细菌带入我们的尿道，引起感染，从而引起肾盂肾炎。尤其是女性，受感染的概率更大。所以喜欢游泳的朋友，在选择游泳地点时一定要注意，既不可在不活动的水中嬉戏，更不可以去有污染的江、河中游泳。

二、适当饮水

夏季人体不断出汗，对水分的消耗特别大，因此夏季人们的饮水量要大大增加。但面部水肿的人饮水时一定要适量，在水肿消除后才可以适当增加饮水量。

三、注意饮食

夏季气温高，食物如果保存不好就很容易变质，因此夏天人们必须妥善保管食物，变质、发霉的食物一定不要吃，否则会引起肠炎等肠道疾病，进而加大肾脏的负担。

四、清凉适度

冰镇西瓜、饮料、雪糕……凡是清凉的食物都受到夏天里人们的宠爱，可大量食用过于凉的食物，会伤到脾胃，而肾脏的营养都是从脾胃中吸收的，如果脾胃受到损伤，就会伤及肾。因此，夏季补肾，可要当心过度清凉的饮食伤及脾胃。

五、慎用补药

一般情况下，大多数补肾药都含有燥热成分。夏季肾脏容易上火，进而损伤气血，如果服用了含有燥热成分的补品，则会加速肾精亏损。因此夏季人们在选择补肾药品的时候，一定要以平和的补药为主，这样才能起到补肾的效果。

专家提示

夏季是人体出汗多、体力消耗最大的一个季节，也是肾脏最容易上火的季节。如果能在夏季对肾进行正确的补养，就为秋、冬两季的补肾工作打下坚实的基础。

冬季护肾有妙招

俗话说"冬令进补，三春打虎"，因此"养肾防寒"也成为冬季养生的一件要事。冬季是补肾的大好时机，主要有以下两个方面的原因：其一，我们通常食用的补肾补品，多数都属温性的，恰好冬季寒冷，所以非常适合在冬季食用，而且这些药品也容易被人体吸收，能够起到很好的疗效；其二，由于冬季气温低，补肾药品容易保存。

下面就给您介绍几个冬季护肾的妙招。

一、冬天要保暖

进入冬季，由于气温低，血管很容易收缩，血压也会蹿升，小便量会大大减少，血液凝聚力也会变强，这些现象都会给肾脏发出"红色信号"。因此，冬季里一定要做好防寒工作，尤其应该注意足部、背部的保暖。由于我们的双脚离心脏最远，脚底的血液供应相对较少，流动也相对缓慢，因此脚在冬天非常容易受寒。而脚底受寒会导致腹泻、月经不调、阳痿等症状。另外背部的保暖也非常重要，因为膀胱的经脉会流经背部，如果背部受凉，寒气很容易侵入到膀胱，而肾脏与膀胱互为表里，两者称得上是"一荣俱荣，一损俱损"。膀胱出现问题，势必会对肾脏造成影响。

二、预防感冒

冬季，室内和室外温差大，稍有不注意，就容易患上感冒。如果不小心患了感冒一定要及时进行治疗。如果感冒反复发作，或感冒后出现血尿、血压升高、面部水肿或小便有泡沫等症状时，一定要及时到医院检查。

三、当心扁桃体炎

如果您咽部或扁桃体遭到链球菌感染，一定要及时治疗，并且务必根治，否则极易导致肾炎。

四、适当排尿

冬季天气冷，穿衣服多，去小便很麻烦，所以很多人就憋尿，这样就会增加肾脏负担，引起肾盂和肾实质发炎。

五、合理膳食

冬季应该格外注意膳食的营养结构，应该多食用一些热量高、营养丰富、滋润作用大的食物，如肉类、虾仁、栗子、胡桃仁等。

六、生活有规律

生活起居上要注意保证睡眠。外出活动的时间以在太阳出来后为佳（尤其老年人）。

七、适当运动

锻炼身体是不分季节的，冬季同样可以进行锻炼，比如跑步、打太极拳、练气功等，身体条件好的还可以冬泳。这样既能养筋健骨、舒筋活络、加速血液流通，又能增强自身抵抗力。

八、调养精神

冬季更应该注意精神的调养，及时调整不良情绪，保持心态平和，以减轻肾脏的负担。

九、控制糖尿病和高血压

冬季血压容易升高，升高后极易造成血管硬化，而肾脏就是由数百万个微血管球组成的，如果血压控制不好，势必会损害肾脏。因此冬季一定要注意控制血压。

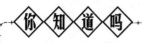

冬天最脆弱的部位是肾，因此进入冬季后，我们要及时补肾，正确补肾，才会使我们的身体恢复活力。

你 知 道 吗

冬季补肾冷热有度

1. 做好保暖，早睡晚起

冬季养肾，首先要遵守冬季起居养生法则，即：早睡晚起，等太阳出来以后再活动，避寒保暖。在寒冷的冬季，保证充足的睡眠时间尤为重要。因为冬季昼短夜长，人们的起居也要适应自然界变化的规律，适量地延长睡眠时间，这样才有利于人体阳气的潜藏和阴精的积蓄，以顺应"肾主藏精"的生理状态。

2. 冷水洗脸

这里的冷水指的是水温 20℃ 左右的水，可以直接用来洗脸。冷水洗脸，可提神醒脑，特别是早晨用冷水洗脸对大脑有较强的兴奋作用，可迅速驱除倦意，振奋精神。冷水洗脸，还可以使面部和鼻腔的血管收缩，受刺激后的血管又会反射性地扩张，起到一定的美容作用。此外，冷水还能促进面部的血液循环，增强机体的抗病能力。

3. 温水刷牙

温水是指水温在 35℃ 左右的水。口腔内的温度是恒定的，牙齿和牙龈在 35℃ 左右温度下才能进行正常的新陈代谢。如果刷牙或漱口时不注意水温，经常给牙齿和牙龈以骤冷骤热的刺激，可能导致牙齿和牙龈出现各种疾病，使牙齿寿命缩短。

4. 热水泡脚

热水是指水温在 45℃～50℃ 的水。足部位于肢体末端，处于人体的最低位置，离心脏最远，血液循环较差，最易受到侵害，所以每晚用热水洗脚，可以促进全身的血液循环，增强机体防御能力，消除疲劳和改善睡眠。

肥胖——肾脏病的危险因素

肥胖可导致肾脏病已经被证实了，医学专家指出肥胖者患肾脏病的概率比一般人高 50%。这是因为：一方面，肥胖者本身容易患肾脏病；另一方面，肥胖者患有高血压、糖尿病等慢性病的概率高，若这些慢性病得不到有效的治疗，会间接引发肾脏病。而体重较高的人群中，尤其是腰围粗的人要注意；这类人多为内脏性肥胖，更容易导致肾脏损害。

肥胖引起肾脏损伤的过程非常缓慢，而且发病症状也比较隐匿，因此常常被误诊，加上人们还没有对肥胖能引起肾脏病这一情况加以重视，所以两者之间的关联也往往被人们忽略了。

与肥胖相关的肾脏病常常表现为蛋白尿、高脂血症、高血压、肾脏肥大……后期可发展为肾衰竭。

那么肥胖相关性肾病是如何引发的呢？以下介绍一下肥胖相关性肾病的发病原因：

（1）肥胖者肾包膜下被脂肪紧紧包裹着，其中会有一部分脂肪向肾实质内渗透，对肾脏进行挤压，会导致肾组织局部缺氧性损伤。

（2）肥胖者常有高血压、高血脂及胰岛素抵抗等症状。这些症状都会影响肾脏血流动力学的改变，引起肾脏高滤过、高灌注性的损伤。

肥胖相关性肾病是可以预防的，首先要控制自己的体重，同时调整不良的生活方式，比如适当运动，改变饮食习惯，多吃青菜、水果，少吃含糖的食物，不吃动物内脏。

专家提示

肥胖严重威胁着我们的健康，它可引起多种脏器、多个系统的病变，其中也包含对人体的重要脏器——肾脏的损害，所以大家要控制体重，抵制肥胖。

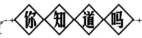

如何防止肥胖

（1）充分认识肥胖对人类的危害，掌握容易引起肥胖的原因和预防肥胖的一些相关常识。

（2）合理膳食，饮食以清淡为主。尽量做到定时定量，避免过多摄入高热量的食物，少甜食厚味、多素食、少零食。

（3）要想拥有一副苗条的身材，就得经常参加体育运动，如慢跑、爬山、打拳、跳绳等。

（4）良好的情绪对预防肥胖能起到一定的作用。沉默寡言、情绪抑郁则会使生理功能紊乱，代谢减慢，使体重加重。所以无论何时，一定要保持良好的情绪。

护肾要领——酒后别喝茶

可以说茶和酒与我们的生活形影不离，人们喜欢在酒后沏一杯浓茶，认为这样可以解酒，有益健康，其实这是一种误解。

茶算得上是一种非常健康的饮料，不仅可以润肠、排毒，有的茶还可以减肥。但茶可不是随便什么时候都能够喝的。酒和茶有相克之处，酒后喝茶，对人体的伤害最大，就像李时珍在《本草纲目》中所说的，"酒后饮茶伤肾，腰腿坠重，膀胱冷痛，兼患痰饮水肿。"

现代医学研究指出，酒后喝茶，对身体有百害而无一利，主要表现在以下几个方面：

（1）一般来说，酒精被体内吸收后，由血液运送到肝脏，在肝脏中转化为乙醛，乙醛再转化为乙酸，乙酸再分解成二氧化碳和水排出。茶的主要成分是茶碱，茶碱有利尿作用，浓茶中的大量茶碱更能迅速发挥利尿作用。而酒精中的乙醛，是一种对肾脏有较大刺激性的有害物质。茶碱的利尿作用，使没有充分分解的乙醛过早地进入肾脏，而肾脏本身又没有对乙醛的解毒功能，所以会影响肾脏功能，因此经常酒后喝浓茶的人易发生肾脏病。

（2）茶水会刺激胃酸分泌，使酒精更容易损伤胃黏膜。

（3）酒中的乙醇对心血管的刺激性很大，茶同样也具有使心脏兴奋的作用，两者合二为一，更增加了对心脏的刺激，因此对心脏病患者而言，酒后喝茶的危害很大。

所以，酒后最好不要立即喝茶，尤其是喝浓茶。为了解酒，可以吃水果，如柑橘、梨、苹果……还可以喝些牛奶、果汁或糖水，这些都有助于解酒。

专家提示

要想保护好身体，喝酒最好节制，不过量，避免空腹饮酒。如果不小心喝多了，酒后应吃些水果或喝些果汁，但千万不要喝茶，否则不但不能解酒，反而会伤害肾脏。

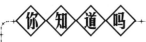

饮茶注意事项

（1）茶具最好选用陶瓷制品，不要选用金属制品，容易使人中毒。

（2）茶叶对神经系统有刺激作用，会使大脑处于兴奋状态，容易导致失眠。因此睡觉前不宜饮茶。

（3）沸水沏茶会加重茶水的苦涩味，而且还会破坏茶叶中所含的维生素 C。正确的沏茶方法是，将烧开的水倒入保温瓶内，待水温降到 70℃～80℃时，再用来沏茶。

（4）不要用发霉的茶叶泡茶，发霉的茶叶不但失去了茶叶的功效，还会引发疾病。

（5）喝茶时不要加其他作料，否则会破坏茶叶的营养成分。

（6）茶水中含有多种化合物，如果用茶水服用药物，会降低药的疗效。如果您特别喜欢饮茶，最好在用药前、后半个小时饮茶。

（7）不要喝浓度太高的茶，因为茶水中的茶碱、咖啡因、可可碱等物质对胃肠有刺激作用，会阻碍消化。

（8）不要饮用放置过久的茶水，最好茶水当日沏、当日饮，不喝隔夜茶。

（9）饭前、饭后不宜立即饮茶。

（10）清晨起来，不要空腹饮茶。

（11）女性经期少喝浓茶，以防发生贫血。

（12）茶叶保存不好，很容易沾满灰尘。饮茶时最好不要喝头遍茶，可先用热水冲一下，倒掉再沏。

（13）多喝绿茶，尤其是经常面对电脑的人群，更应该饮用绿茶。

第 3 章

肾脏病的治疗与急救措施

　　肾脏病是一种疑难病，病程较长，而且容易反复发作，但是并非无法治愈，这就需要患者积极配合治疗。肾脏病如果到了晚期，难免会发生突发事件，为了及时应对这些突发事件，患者家属必须掌握一些家庭急救的措施。

健康测试

你对肾脏病急救措施了解多少

1. 肾脏疾病不需要急救。

A. 是的　B. 难以确定　C. 不是的

2. 肾脏疾病存在很多并发症。

A. 是的　B. 不一定　C. 不是的

3. 解热、镇痛药物会对肾脏造成伤害。

A. 是的　B. 不一定　C. 不会

4. 肾脏病患者都应忌盐。

A. 是的　B. 不一定　C. 不是的

5. 肾脏病是遗传病。

A. 是的　B. 难以确定　C. 不是的

6. 肾脏病患者血压急速升高时应马上平卧。

A. 是的　B. 不太确定　C. 不是的

7. 肾脏病患者高热时应马上吃解热药。

A. 是的　B. 不完全这样　C. 不是的

8. 肾脏病患者可以吃海鲜。

A. 是的　B. 不太确定　C. 不是的

9. 肾脏病患者恶心不一定是得了尿毒症。

A. 是的　B. 不确定　C. 不是的

10. 你能说出几种肾脏病的急救方法?

A. 2 种　B. 1 种　C. 0 种

相应的分数如下：

1. A——0 分 B——1 分 C——2 分
2. A——2 分 B——1 分 C——0 分
3. A——2 分 B——1 分 C——0 分
4. A——0 分 B——1 分 C——2 分
5. A——0 分 B——1 分 C——2 分
6. A——0 分 B——1 分 C——2 分
7. A——0 分 B——1 分 C——2 分
8. A——0 分 B——1 分 C——2 分
9. A——2 分 B——1 分 C——0 分
10. A——2 分 B——1 分 C——0 分

测试评析

如果分数为 0～6 分，你完全不了解肾脏病的相关常识。一旦身边有人得了肾脏病，也无法给予合理、有帮助的护理，所以需要立即补充肾脏病知识。

如果分数为 7～12 分，你对肾脏病的相关常识一知半解，知其然不知其所以然。如果身边有肾脏病患者，能够给予一定的护理，但不一定全面。

如果分数为 13～20 分，你非常了解肾脏病常识。一旦身边有人患肾脏病，一定会得到你科学、合理的照顾。

得了肾脏病怎么办

一旦得了肾脏病，患者应该怎么对待呢？其实，面对肾脏病，只需要做好以下四种准备：

一、准备好勇气和信心

患病是不可预知的，相信自己的病能治愈很重要。缺乏信心是使心情不畅，人体内分泌功能、免疫调节功能紊乱，影响病情好转的主要因素。肾脏病早期发现、早期治疗可以延缓其进展，减少并发症。关键是要有信心，很多危重患者就是靠自己的坚强求生意志康复的。

二、及时就医

生命掌握在自己手中，治疗不当往往会延误或加重病情。得了病的人往往有病乱投医、轻信江湖游医，因此，治病就要有理性的辨识能力，要到国家正规医院接受系统、正规、科学的治疗。肾脏病是潜移默化的，所以，一旦有症状就要及时去医院就诊，哪怕是肾功能不全，早期也可延缓疾病进展，一旦进入肾衰的晚期即尿毒症期，就只能靠透析或换肾来维持生命了。

三、采用科学的治疗方法

科学、合理的治疗方法是最关键的因素。当病情处在早期或中期时，如果能及早得到系统、正规、科学的治疗，那么康复的希望就会非常大。国内外学者一致认为，目前应用中西医结合的方法治疗肾脏病效果最好。肾脏疾病的中西医结合治疗，是指在有经验的肾脏病专科医师的指导下，采用辨病、辨证的合理治疗，而非简单的中药加西药的治疗。

四、准备好耐心和毅力

肾脏病极易反复发作，而且肾脏病并发症对生命安全影响极大。当前在成人肾脏病中，许多继发性肾脏病呈上升趋势，如糖尿病肾病、尿酸性肾病、高血压肾病等。高血压、高血糖、高尿酸就像无形的鞭子，会不断抽打此类患者的肾脏，严重的肾脏病并发症大都在 10～15 年发展成尿毒症而危及生命，能存活 15 年者仅三分之一左右。因此，一旦得了肾脏病，要积极治疗原发病，防止病情反复和出现并发症。只有积极控制好这些原发病，肾脏功能才能得以缓慢恢复。

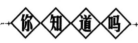

一般早期肾脏病多采用中药治疗，这是因为中药有活血化瘀、解毒导滞、滋阴补肾、调节免疫功能的作用。

你知道吗

肾脏病与职业的关系

分析调查报告指出，学生是容易患肾脏病的重要群体之一。在各大肾脏病医院就诊的学生肾脏病患者，以中小学生为主。

其次是从事各行业的普通职员，他们由于承担着巨大的生活压力和工作压力，因此患肾脏疾病的比例也非常大。

应该引起重视的是，长期从事电脑工作的人员，由于长时间与电脑打交道，缺少必要的运动，因此对肾脏也会有不同程度的损害。

当心药物的伤害

肾脏作为人体的排泄器官，对药物的代谢，以及清除机体的有害物质，保持体内环境的稳定起着非常重要的作用。但肾脏也是我们人体最容易受到伤害的器官。药物过敏和药物毒性伤及肾脏的情况在医院并不少见，轻者能引起血尿，严重的还可能引发急性肾衰竭。目前因为肾小球肾炎造成的尿毒症呈下降趋势，而由于滥用药物，糖尿病、高血压等引起的尿毒症却越来越多。

正因为如此，我们在选择药物时，应尽量避免有肾毒性的药物。容易引起肾脏损害的常用药物有如下几类：

一、抗生素

临床上常用的抗生素大多数都有不同程度的肾毒性。由于抗生素应用广泛，由抗生素引起的急、慢性肾脏损害也就最为常见。肾毒性大的抗生素有两性霉素B、新霉素、先锋霉素Ⅱ、庆大霉素、卡那霉素、丁胺卡那霉素、妥布霉素、链霉素、多黏菌素、万古霉素、四环霉素、磺胺类等。

二、解热镇痛药

去痛片、扑热息痛是很多老年人经常使用的药物，它们用多了会损伤肾间质，对肾脏危害非常大。有数据显示，患者一生服用这种药物超过 3 公斤，就能对肾脏有明显的伤害作用。此外，阿司匹林、布洛芬、芬必得等解热镇痛药易引起慢性间质性肾炎和肾乳头坏死。

三、造影剂

造影剂广泛应用于静脉肾盂造影、血管造影、胆囊造影和增强计算机体层摄影等。造影剂可导致急性肾功能衰竭，常见于原有肾功能不全、糖尿病或脱水的患者。

四、中草药

一般人认为服用中草药安全、无毒副作用，其实有些中草药因服用超量或在禁忌情况下应用，会对肝、肾及消化道等脏器产生损害。如雷公藤、木通、益母草等过量应用都会导致急性肾功能衰竭。大黄作为一种泻药，广泛应用于肾功能衰竭患者，但长期大量服用会引起血钾不正常，危及患者健康。

过敏和毒性是药物造成肾损伤的两个方面。对药物毒性大家都有所耳闻，而药物过敏可不只是表现在皮肤上那么简单，它可以伤及肾间质，引起急性过敏性间质性肾炎。有一部分人对头孢菌素类药物就可能有这样的反应。

下面列举的这些药物对肾功能都有影响，有肾脏病的患者应避免使用，无病的老年人、儿童也应慎用。

种　类	药　　名
抗菌消炎药	四环素、土霉素、链霉素、妥布霉素、丁胺卡那霉素、庆大霉素、新霉素、多黏菌素 B、多枯菌素 E、磺胺类药、利福平、先锋霉素等
解热镇痛药	阿司匹林、非那西汀、布洛芬、保泰松、消炎痛、炎痛喜康等
利尿药	汞撒利、速尿、双氢克尿噻、氨苯蝶啶等
镇静催眠药	苯巴比妥、安眠酮、水合氯醛等
血管收缩药	去甲肾上腺素、甲氧胺、新福林等
抗心律失常药	双异丙吡胺、安博律定

专家提示

　　肾损伤不能一概而论，与个人体质有很大关系。为了避免药物对肾脏的损害，吃药多喝水是非常必要的。

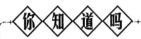

对肾脏有害的中药

　　中医是治疗肾脏疾病的一种非常好的方法。中药对肾脏疾病的康复起着非常重要的作用，但并不是所有的中药对肾脏病患者来说都是灵丹妙药，这其中有不少中草药会损害我们的肾脏。对肾脏有害的中药大体可分为三类：植物类中药、动物类中药、矿物类中药。下面就此进行简单的介绍。

植物类中药	动物类中药	矿物类中药
雷公藤、草乌、木通、使君子、益母草、苍耳子、苦楝皮、天花粉、牵牛子、金樱根、土贝母、马儿铃、土荆芥、巴豆、芦荟、铁脚威灵仙、大枫子、山慈菇、曼陀罗花、钻地风、夹竹桃、大青叶、泽泻、防己、甘遂、千里光、丁香、铭藤、补骨脂、白头翁、矮地茶、苦参、土牛膝、棉花子、腊梅根等。	鱼胆、海马、蜈蚣、毒蛇等。	含砷类（砒石、砒霜、雄黄、红矾），含汞类（朱砂、升汞、轻粉），含铅类（铅丹）和其他矿物类（明矾）等。

肾病综合征使用激素的原则

激素在肾病综合征的治疗中是一种不可缺少的药物。它在一定程度上减轻了患者的痛苦，提高了短期内的疗效。目前国际上使用的激素治疗方案首选大剂量冲击疗法。我们在使用这种疗法时，一定要坚持"起始剂量要足，逐渐减量要慢，维持时间要长"的原则。

一、起始剂量要足

这是指在使用激素治疗的初期，每天用药量为 40～60 毫克，在用药的同时，及时监测尿蛋白。随着尿蛋白的转阴而相应地减少用药剂量，即 8～12 周后开始减量，可以顿服或分次服用。

二、逐渐减量要慢

减药期要逐渐减量，每 2 周减原有剂量的 5%～10%。同时要坚持剂量越小、减量速度越慢的原则。

三、维持时间要长

使用激素治疗不可半途而废，一旦要做完整个疗程，不得少于 1 年。在整个激素治疗过程中还应观察 24 小时尿蛋白、血浆白蛋白及血脂的变化，减药也应该根据尿蛋白及血生化的变化而定。

专家提示

激素的治疗有一定副作用。所以，激素的应用一定要适量，患者万万不可盲目追求疗效而大量应用激素。

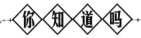

肾病综合征应该做哪些检查

如果患者发现自己有原发性肾病综合征的症状，需要做哪些检查呢？

（1）尿常规、24 小时尿蛋白定量、彩色 B 超。

（2）血生化检查，血浆白蛋白测定，血脂六项，肝功能及乙、丙肝抗原、抗体检测。

（3）血沉。

（4）蛋白电泳、免疫化验、血和尿免疫固定电泳。

（5）肾功能（肾小球、肾小管）检查。

（6）肾活体组织检查也是非常必要的。

治疗肾脏病贵在坚持

肾脏病是一种疑难病，病情有两个特点：一是病程较长，就算是急性肾炎也有部分患者病程可长达 1 年，更何况慢性肾炎患者；二是容易反复，常因感染、劳累、情绪变化而使已经稳定的病情出现反复。

正因为这样，肾脏病患者要做好打持久战的准备，即使已取得较好的疗效，巩固治疗至少也要一两年以上。难治的肾脏病，需要的时间则更长。因为几年甚至十几年的慢性病，是不可能一朝一夕就治好的，所以只有坚持服药才能看出疗效。

另外，不少患者或患者家属对肾脏病的治疗容易走极端。一些患者对病情不够重视，过于乐观。吃了一段时间药后，检查结果都正常了，就自行停了药。可没过多久，尿蛋白又有了，这样反复多次，甚至几年，就使一些本来可以得到很好控制的疾病，错过了最佳治疗时机，使本来能治好的病，最终成为不治之症。

有的患者精神负担过重，自己买了大量有关肾脏病的书籍，天天翻阅，又四处拜访肾脏病专家，俨然自己也成了肾脏病专家。在治疗过程中，尿中蛋白或红细胞一旦增多，就悲观失望，对治疗丧失信心，不能积极配合治疗，以至于功亏一篑。

更有些患者，今天找这个医生看看，明天找那个医生瞧瞧，药开了一大堆，最后不知道吃什么好了。评价一个肾科医生，应该有3个月的时间，假如3个月后，还看不到一点好转，这时才可以换医生。

肾脏病病程漫长，患者应当树立战胜疾病的信心，这对治疗疾病有着举足轻重的作用。患者还应该进行科学的心理调整，努力克服各种有害健康的不良情绪，不能过于急躁，要耐心坚持治疗。慢性肾脏病虽然难治，但只要坚持，经过精心的治疗、细心的调理，一定能够康复。

专家提示

慢性肾脏病的康复讲究"三分治，七分养"，因此在采取合理药物治疗的同时，一定要重视非药物疗法的作用，从大量的药片中摆脱出来，从盲从和恐惧不安的心理中摆脱出来。

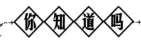

如何减轻激素的副作用

激素是一把双刃剑，既可治病也可致病。从某种意义上说，激素减轻了患者的痛苦，对治疗起到了一定的积极作用；但同时激素的副作用也给患者带来了痛苦。那么，在治疗肾脏疾病的同时，我们如何做，才能把激素的副作用降到最低呢？

（1）如果患者每天需要服用大量的激素时，则可以选择在早上将一天的药量都服下。当病情有所好转时，药量也应相应地减少。这时患者可以采用两天服一剂药的方法来减少激素的副作用。

（2）激素对肠胃有一定的刺激作用，因此为了减少这种刺激作用，患者最好在饭后半个小时或 1 个小时之后服用激素。

（3）通常情况下，服用激素的患者，机体防御功能会降低，稍微不注意就会引起各种感染。因此，患者一定要做好防寒工作，预防呼吸道感染及全身各种感染。

（4）适当服用钙片，定期进行检查。

慢性肾脏病怎样预防

一、对没有肾脏病的人群的预防措施

对于没有肾脏病的人群，要做好预防，具体预防措施如下：

（1）减少盐的摄入，饮食宜清淡。

（2）平衡膳食。人吃下大量的动、植物蛋白质，最后的代谢物——尿酸、尿素氮等，都需要由肾脏负担排出，故暴饮暴食将增加肾脏负担。

（3）适当多饮水，不憋尿。尿在膀胱里太久很容易引起细菌繁殖，导致肾脏病。每天充分喝水，随时排尿，肾脏不易产生结石。

（4）每天有计划地坚持体力活动，控制体重，避免感冒。

（5）当咽部或扁桃体等有炎症时，需采用抗生素彻底治疗，否则链球菌感染易诱发肾脏病。

（6）戒烟；饮酒要适量，避免酗酒。

（7）避免滥用药物，多种药物可导致肾脏受损。

（8）妇女怀孕前最好检查有无肾脏病及肾功能情况，若肾脏病明显，要与肾脏专科医师商讨，否则盲目怀孕，肾脏病可能恶化。

（9）每年定期检查尿常规及肾功能，做肾脏 B 超检查，并了解家族史，从而对肾脏病做到早期发现。

二、对高危人群的预防措施

对高危人群，如糖尿病、高血压病等人群进行及时、有效的治疗，防治慢性肾脏病的发生。

除上述措施外，还要注意：

（1）积极控制危险因素（高血压、糖尿病、高尿酸、肥胖、高血脂等）。

（2）合理饮食：坚持相对应的低盐、低糖、低嘌呤、低脂等饮食。

（3）密切观察自身的血压、血糖、血脂、血尿酸等指标，将这些指标严格控制在正常范围内。

（4）至少每半年做一次尿常规、尿微量白蛋白及肾功能检查，以便发现早期肾损害。

三、对已有早期肾脏病的患者的治疗措施

对已有早期肾脏病的患者要给予及时、有效的治疗，重在延缓或逆转慢性肾脏病的进展，以期尽最大可能保护受损肾脏。

（1）积极治疗原发性肾脏疾病，控制蛋白尿水平。尿蛋白越多，对肾脏的损伤越大。

（2）低蛋白饮食。低蛋白饮食具有保护肾功能、减少蛋白尿等作用。通常每日每千克体重可摄入 0.6～0.8 克优质蛋白质。对肾功能受损严重者，每日蛋白质的摄入量限制应更严格，但同时也必须防止营养不良发生。

（3）避免或及时纠正使慢性肾脏病急性加重的危险因素。累及肾脏的疾病，如：高血压、糖尿病、系统性红斑狼疮的活动复发或加重；体内血容量不足，如：低血压、脱水、休克等，组织创伤或大出血；严重感染等。肾毒性药物或其他理化因素致肾损伤；严重高血压未被控制或血压急剧波动；

泌尿道梗阻；其他器官功能衰竭，严重营养不良等。

（4）积极治疗肾功能损害导致的并发症。如纠正贫血，纠正水电解质和酸中毒。

（5）坚持治疗和随访。每一位肾脏病患者不管病情如何，都要定期复查，以防不测。长期随访、认真治疗是保证慢性肾脏病治疗疗效的关键。

怎样早期发现糖尿病肾病

患有糖尿病的患者中有 20％～40％ 可发生糖尿病肾病，1 型糖尿病患者糖尿病肾病的发病率与糖尿病的病程有关，病程在 20～25 年的发病率为 40％～50％。2 型糖尿病患者糖尿病肾病的发病率为 20％～50％，这么多糖尿病患者都有可能患糖尿病肾病，那怎么早期发现呢？

（1）糖尿病患者定期检查尿常规。

（2）糖尿病肾病早期尿常规蛋白多为阴性，而尿白蛋白持续超过正常值（20～200 微克/分或 30～300 毫克/天）。

（3）再进一步就是临床蛋白尿期，尿常规蛋白持续阳性。（尿蛋白≥0.3 克/天）

（4）进入中晚期肾衰的患者，则可出现尿毒症症状，如水肿、血压升高、尿少等。

（5）患 1 型糖尿病 5 年以上的患者，应每年至少检测两次微量尿白蛋白。糖尿病患者为了保护肾脏要做到有效控制血糖和糖化血红蛋白，适当限制蛋白质摄入。合并高血压肾病患者，应将血压控制在 130/80 毫米汞柱以下，可推荐使用 ACEI 或 ARB。另外，这些患者还需积极检测血脂、改变不良生活习惯、适当运动、控制体重、戒烟。

（6）2 型糖尿病患者，一旦确诊就应开始筛查。

高血压肾损害早期症状及预防

高血压肾损害早期的症状是：

（1）早期有高血压的一些症状，如头晕等不适。

（2）逐渐出现微量白蛋白尿，尿 β_2 微球蛋白异常。

（3）夜尿增多。

（4）中、晚期阶段出现肾功能不全和尿毒症。

（5）定期查尿常规及肾功能（肾小球、肾小管）检查。

我们应该如何预防呢？预防措施是：

（1）高血压患者首先要注意盐的摄入量，食盐过多是引起高血压的主要原因之一，甚至有人把食盐称为"隐蔽杀手"，因此要积极改善饮食习惯。正常人的盐摄入量应控制在 5 克/天以下，而高血压患者控制在 3 克/天以下。

（2）及时有效地进行降压治疗是最主要的措施。

（3）选择利尿剂、β 受体阻滞剂、钙离子拮抗剂、α 受体阻滞剂、血管紧张素转换酶（ACEI）抑制剂、血管紧张素 Ⅱ 受体（ARB）的拮抗剂等。

什么是间质性肾炎

间质性肾炎常常是由于感染、尿路梗阻及反流、自身免疫性疾病、药物、代谢毒物、放射性损伤、遗传性疾病等而诱发的。在临床上，水、电解质和酸碱平衡紊乱以及贫血、肾功能异常等都可以导致糖尿尿糖阳性而血糖正常，出现氨基酸尿、磷酸盐尿、肾小管性蛋白尿等。

在治疗上：

（1）消除诱发因素，治疗原发疾病和对症治疗。

（2）肾盂肾炎（感染性间质性肾炎）是主要以细菌（极少数为病毒、真菌、衣原体、支原体）感染引起的肾盂黏膜的炎症。可有寒战、高热、腰疼等症状出现。

（3）慢性病患者可出现腰部酸疼、尿频、排尿不畅、反复发作等症状，尿异常患者需要用抗生素彻底治疗。

（4）不憋尿、多饮水是健康方式。

（5）有肾小管功能损伤时要查找原因。

（6）严重者病情持续发展可导致尿毒症。

（7）长期服用肾毒性药物（止痛药、含马儿铃酸的中草药、重金属制剂等）也是重要原因。

肾脏病患者房间消毒莫忘记

对一个肾炎患者来讲，注意卫生、预防病毒感染是非常重要的。患者本身身体虚弱，容易遭受病毒入侵，而细菌感染又会进一步削弱患者的抵抗力，从而引起免疫复合物性肾炎，使病情加重。患者原有的血尿、蛋白尿、高血压、水肿等症状也会进一步加剧，以致病情难以控制；对肾功能不全患者，甚至有可能导致肾功能衰竭和心衰。所以对肾脏病患者的护理，要时刻保持个人及环境的卫生清洁，防止病毒、细菌入侵。

下面介绍一些常见的消毒方法：

一、空气消毒

最简便易行的空气消毒方法就是开窗通风换气，每次开窗 10～30 分钟，使空气流通，让病菌排出室外。

二、衣被、毛巾等消毒

棉质衣物可以直接煮沸 20～30 分钟消毒。化纤物品或纯毛制品可以用化学消毒液浸泡。较大的被褥可以置强阳光下曝晒 4～6 小时，翻动一两次，使每一部位都晒到。要注意的是，衣物应该先消毒，后拆洗。反之，容易造成污染。

三、餐具消毒

餐具、茶具最简便又可靠的消毒方法是将它们放到锅中煮沸 15 分钟；也可以用红外线消毒柜消毒。

四、抹布消毒

抹布是家庭中常用的清洁工具，由于抹布与食物、食具接触机会多，极易造成食物和餐具的污染。尤其是厨房抹布上食物残渣多，又潮湿，细菌很容易生长繁殖。所以，要经常用洗涤剂清洗抹布，并煮沸消毒 15 分钟。

五、拖把消毒

拖把与痰液、排泄物和灰尘接触较多，加上潮湿，很容易滋生细菌。拖把用后要及时清洗并悬挂起来保持干燥，还要定期用热水浸泡。

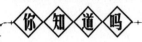

常用的消毒方法

1. 紫外线消毒法

紫外线消毒法是利用紫外线光在室内照射一定时间进行消毒的方法。

消毒时应该注意以下几点：

（1）消毒前，确保房间清洁、干燥、无灰尘、无水雾。

（2）消毒前最好用 75％的乙醇棉球擦拭灯管。

（3）用紫外线消毒时，最好移动灯管，使其距地面 1.5～2 米。

（4）紫外线会影响人体的健康，导致人体皮肤发红，引发眼炎。因此用紫外线消毒时一定要注意安全，尤其要让紫外线离眼睛和皮肤远一些。

2. 食醋消毒法

食用醋具有一定的杀菌作用，可以用来进行室内消毒。

具体的操作方式如下：

取 100～150 克食醋，加入 2 倍的水，放到瓷碗中，然后用小火慢蒸。蒸时要关紧门窗，有预防呼吸道传染病的作用。

3. 熏蒸法

熏蒸法一般使用纯植物精油，可以起到净化空气的作用，对失眠、焦虑等都有一定的疗效。

具体操作方法如下：

（1）熏蒸的用具最好选用熏蒸台或家里的灯泡。

（2）将干净的水倒入熏蒸台中，约八分满。

（3）根据个人喜好，选择 1～3 种精油，按照一定比例混合在一起，滴入水盆中。

（4）也可以选择把精油擦到灯泡上，精油的味道很快就会随着灯泡热度的升高而散发出来。

4. 烟熏法

苍术艾叶消毒香烟熏，每 45 立方米点 1 盘，持续 6～8 小时。使用烟熏法消毒时，为了保持室内烟熏气体的浓度，不宜打开门窗。

苍术艾叶消毒香配方：

苍术艾叶粉每盘 15 克，用 30％的苍术粉、20％艾叶粉、44％木粉、3％氯酸钾、2％香精、1％颜料制成普通蚊香形状。

5. 喷雾法

将 0.5％的过氧乙酸或 0.05％的洗必泰，或 1％的漂白粉澄清液均匀喷洒在室内空间或物体表面，至于选择哪种药物，依据个人喜好而定。

肾脏病患者的家庭护理应注意什么

对于肾脏病患者，及时检查、及时治疗十分重要。但由于肾脏病的特殊性，当症状好转或消失后，还需要长期的家庭护理。不同的肾脏疾病，在家庭护理中需要注意的重点有所不同，如果是急性肾脏病患者应适当卧床休息，症状严重时要绝对卧床休息；对于慢性肾脏病患者来说就应该劳逸结合，消除顾虑，保持身心愉快，避免劳累、劳神及房事过度。

一、急性尿路感染肾脏病患者的家庭护理

急性尿路感染肾脏病患者要卧床休息，量出为入，不要吃刺激性的食物，以清淡、易消化、低盐食物为主。如果有发热的症状，应该多采用物理降温的方法，如果无法降温，可再给予少量的解热药物，每天自测血压，观察尿量，避免受凉。

二、肾脏肿瘤患者术后的家庭护理

肾脏肿瘤患者，在术后要积极配合化疗及放疗，定期复诊，保持病情稳定。肾损伤修补术或肾部分切除术后的1～3个月应避免剧烈活动，要多注意是否有腰部胀痛、血尿及尿量改变等情况。如果发现有任何不适，应该马上就医。做肾结核切除术后应进行抗结核治疗，且至少要继续3～6个月；肾部分切除术后则需抗结核治疗1年；女性患者在术后2年内应避免妊娠。凡是对肾脏有毒性作用的药物，都要禁用或慎用。

三、慢性肾脏病患者的家庭护理

首先，在慢性肾脏病患者调养期间，应保持足够的安静。家里收音机、电视机或说话等音量都不要太大，而且谈话时间尽可能不要过长，要让患者有足够的时间静养。

其次，要保持室内气温适宜。夏季不要直接吹电扇或冷气。夜晚睡觉时，一定要加盖被单，即使是轻薄的被单也可以。不要让寝室内有蚊子和苍蝇，寝具要经常保持整洁和干燥。

第三，慢性肾脏疾病患者如果在病情稳定好转时，可参加一些力所能及的工作；也可以进行一些不太劳累的娱乐活动，如看书、听音乐、玩牌等。

第四，饮食方面要保持清淡。肾脏病患者饮食以低盐为主，但也不一定都如此，像一些有肾小管病变、肾盂肾炎和间质性肾炎等肾脏病的患者不仅无需低盐，还要增加水和钠的摄入，以便补充从尿中丢失的水和钠，从而维持体内水和钠的平衡。但具体摄入量多少要根据病情，由专科医生安排。

第五，每日监测血压、体重、出入量等指标。

第六，患者尽量少去公共场所，减少和外界的接触以防外源性感染。另外，一定要定期到医院复诊，确保病情稳定。

专家提示

人患病后，经适当治疗就会痊愈。所谓痊愈有两种概念：一种是临床治愈，另一种叫完全治愈。慢性肾炎和其他很多肾脏病只能临床治愈而不能完全治愈。肾炎患者只有在达到临床治愈后才能结婚，因为如果是在病情刚刚稳定或尚未稳定时就结婚，容易导致旧病复燃，症状反复发作，从而使病情恶化。

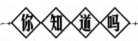

家庭护理还需做些什么

（1）患有肾脏疾病的人，情绪容易低落、不稳定。此时患者更需要家庭的关爱，因此家属要给患者进行必要的开导，帮助他们走出情绪低谷期，重新树立战胜疾病的信心。

（2）平时注意观察患者的尿量和颜色，定期进行尿液检查。

（3）对于水肿及慢性肾衰患者，要准确记录下每天的饮水量、排尿量等。对于水肿患者，每天应测量一次体重；对于腹水患者，每天应测量一次腹围。

（4）时刻关注患者的血压，做到及时测量、及时补救。

（5）患者服用药物后，家属应密切关注患者的反应，如出现不良反应，应及时到医院就医。

（6）为水肿患者做肌肉注射时，针头应刺入得深一些。水肿患者拔完针后，很容易出现溢药现象，此时家属应该做好准备，及时用棉球按住针孔 2～3 分钟。

肾脏病患者突发心衰的急救措施

慢性肾衰患者出现急性左心衰竭的发病率较高，心衰是慢性肾衰患者最常见的并发症和主要死因。其发生原因有高血压、酸中毒、电解质紊乱、贫血、冠心病、心包炎、心律失常、尿毒症性心肌病、动静脉内瘘以及醋酸盐透析等；透析不充分和饮食欠节制也是发病的重要原因之一。随着年龄的增长，心衰的患病率不断上升，在 50～59 岁为 1%，而 80～89 岁为 10%，从 50～89 岁年龄每增长 10 岁，患病率约增长 1 倍。

急性左心衰竭的症状有：①突然出现严重呼吸困难、呼吸加快、血压升高等症状。②面色苍白、烦躁不安、口舌青紫、胸闷，平躺时状况更严重。③严重者端坐呼吸困难、冒冷汗、不停咳嗽，会咳出白色或粉红色泡沫样痰。由于这些症状常在夜间突然发生，所以如果能正确、及时地进行现场或家庭救助，就可以有效缓解症状，减轻患者的痛苦，为进一步的救治创造条件。

家庭抢救急性左心衰竭的关键措施是让患者采取坐位的姿势。如果发现患者有心衰的症状就应该马上让患者坐在床边或椅子上，双腿自然下垂或踩在小板凳上，上身向前倾。这种姿势能有效地减轻心脏的负担；同时由于横膈下降，也会使肺活量增加，使呼吸困难有所缓解。

急性左心衰竭患者往往有濒死感、心情紧张、心率加快、心脏负担加重等症状。此时，家属应尽力安抚患者，消除其紧张情绪。

如果家中有吸氧的条件就应该立即给患者吸氧，氧气最好能经过湿化瓶再入鼻腔，若将湿化瓶中的水倒出30%～40%，然后加入等量的酒精，效果会更佳。

通过上述家庭救助的方法，只有部分轻症性左心衰竭患者会获得缓解，而相当多的急性左心衰竭患者需要在医院由临床医师进行急救。所以在家庭急救的同时，应及时与120联系。途中要坚持让患者端坐位、两腿下垂，绝不能让患者勉强步行去医院。

专家提示

随着年龄的增长，患者患急性左心心力衰竭的概率也增加。而且老年人基础病较多，脏器衰竭严重，因而平时应积极预防，治疗诱因，以减少心衰的发生率。

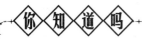

心衰患者的自我保护

（1）血压高的患者，应该想办法使血压恢复正常。

（2）如果患者患有呼吸道感染，可导致病情加重。因此患者随时都要预防呼吸道的感染。

（3）患者可以做适当的运动，但一定要掌握好运动的量与强度，千万不能参加剧烈运动。

（4）饮食以清淡、低盐为主，多食蔬菜和水果。

（5）养成良好的生活起居习惯，戒烟、戒酒，保证充足的睡眠。

患者血压突然升高的急救措施

据统计，在成年人继发性高血压中，因肾脏病引起的肾性高血压所占比例最高，为 10%～25%。几乎每一种肾实质性疾病都能引起肾性高血压，如急性肾小球肾炎、慢性肾小球肾炎、肾间质小管病变、肾血管病变等都会引起血压升高，慢性肾功能衰竭终末期患者 80%～90% 有高血压。

肾脏疾病之所以会导致血压升高，原因有三个：一是因为肾素在作怪。当肾脏或肾脏血管有病变时，肾素的分泌量就会骤增，高血压也就接踵而至。二是抗升压物质分泌的减少。当肾实质发生病变时，前列腺素合成分泌减少，而肾素分泌却极度增加，两者平衡失调极易导致血压升高。三是肾脏病患者大多血容量多，有水肿也会引起血压增高。

急性肾炎会导致血压升高，血压可以达到200/140毫米汞柱以上，并伴有剧烈的头痛、恶心、呕吐、大汗淋漓、心跳加快、面色苍白等症状，病情来势会异常汹涌。这些情况大多会出现在年龄比较小的患者身上。而当血压达到180/100毫米汞柱时，就有可能导致以上心脑血管意外事件的发生，所以应马上采取紧急措施。

遇到这样的突发事件，家属切忌不要慌张，应该马上自行进行血压调理，具体的做法是：

（1）稳定患者的情绪，中止一切不良刺激，使周围环境保持安静。

（2）让患者半卧，头部略微抬高或者让患者坐着，利用体位减少血压对脑部血管的影响，且头部不要过低。

（3）立即口服或者舌下含服起效快的降压药，如硝苯地平、卡托普利等药物。此时能够把血压控制在160/100毫米汞柱就属于安全范围了。

（4）对神志清醒的患者，要询问一下目前的治疗情况，使患者情绪稳定下来。

（5）由于血压下降的幅度与用药量有明显的相关性，所以不要大剂量反复含服，以免导致血压过低。用药后一旦血压降至150/95毫米汞柱时，就要让患者平躺休息，防止低血压发生。

（6）如果发现患者血压突然升高，在做临时处理的同时，要马上与医院取得联系，及时将患者送去医院诊治，会更加稳妥。

专家提示

如果患者从没服用过降压药，可以先服用较小剂量，监测血压波动，如果血压没有降低，可以再次加量服用联合药物。遇到正在服用药物的高血压病患者时，就要用口服或舌下含服起效快的降压药。

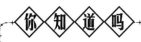

高血压病患者的日常护理

（1）合理膳食，饮食以清淡为主，多食新鲜的水果和蔬菜，少吃油腻的食物，此外还应严格限制盐、脂肪的摄入量。多食用含钾、钙丰富而含钠低的食品，如土豆、茄子、海带、莴笋等。

（2）戒掉不良嗜好，如吸烟、喝酒。

（3）运动对于高血压病患者很重要，运动可以促进血液循环，降低胆固醇含量，起到降低血压的作用。高血压病患者最适合有氧运动，如散步、慢跑、打太极拳、骑自行车等。

（4）情绪不稳定，很容易使患者血压上升。因此高血压病患者，一定要保持心情舒畅，控制好自己的情绪，切莫大悲、大喜。

患者抽搐的急救

此类症状突发性特别强，而且来势很猛，发作时间短，一般 2～3 分钟，最长不过 5～6 分钟。患者抽搐时，四肢肌肉会不随意地抽动、身体抽搐、口吐白沫、流口水、大小便失禁，严重的患者还会丧失意识，甚至昏迷。因此当患者出现抽搐时，千万不要惊慌、手足无措，而应冷静，采取正确的急救措施。

（1）当患者发生抽搐时，不要企图制止患者的抽搐动作、限制患者的活动。

（2）如果患者自己感觉将要抽搐，或者家属看到患者开始失去平衡，应及时帮助患者，使他躺在地上或床上，有假牙者应取出假牙。

（3）调整患者的姿势，使患者保持侧卧位，以防止呕吐物误吸入肺。

（4）家属还要注意松开患者的皮带、领带并解开纽扣等，使之呼吸顺畅。

（5）家属还应该注意观察患者的抽搐是从身体的哪一部位开始的，确保准确向医生报告。

（6）保护患者的安全，移开他可能撞上的物品，如家具、热水瓶等。

（7）患者发病时，可能会咬破自己的舌头，可用开口器。

（8）如果患者呼吸停止，家属应该马上进行人工呼吸，直至呼吸恢复为止。

（9）患者抽搐停止后，家属应帮助他处于较舒适的侧卧位。因为患者此时会非常劳累以至睡着。

（10）在患者未恢复意识前，千万不要给其喂任何食物和饮料。

（11）如果患者症状严重，失去意识呈昏睡状态，应及时拨打 120，将患者送至医院进行处理。

专家提示

尿毒症患者出现抽搐主要与低血钙有关，肾脏是与钙代谢有关的内分泌器官之一。尿毒症患者，身体对钙的吸收能力大大降低，很容易发生抽搐，因此要注意给患者补钙。

肾衰竭患者皮肤瘙痒不容忽视

肾衰竭患者往往会出现皮肤瘙痒，皮肤瘙痒是其最为不适、最难忍受的症状之一。肾衰竭患者体内含有大量的尿毒症毒素，这些毒素容易导致患者皮肤汗腺、皮脂腺萎缩，从而使毒素在皮肤沉积，刺激皮肤产生瘙痒。倘若患者病情严重，血液中毒素的浓度相对较高，势必会从皮肤排出，形成尿素霜对皮肤产生刺激。

如何才能帮助患者止痒呢？主要从以下几个方面着手：

（1）患者如果发生皮肤瘙痒，虽然难以忍受，但也不要随意抓痒，这样很容易把皮肤抓破，导致细菌感染，从而加重病情。

（2）穿着宽松纯棉的贴身衣服，衣服清洗时，要将洗涤液等化学成分彻底清洗干净。

（3）室内温度不宜过高，要经常开窗通风，保持空气清新。如果室内干燥，可用加湿器或种植花草等方法来保持适宜的湿度，以减少皮肤水分的蒸发。

（4）定时定量喝水，合理饮食，少吃辛辣、刺激的食物以及海鲜，适当增加食物中脂肪的摄入量。

（5）洗澡不宜过勤。洗澡时，水温不宜过高，时间也不宜过长。

（6）洗澡时，用浴具搓洗全身时，力道不可过重。

（7）尽量用弱碱性或中性的香皂、沐浴露等，且一定要将这些化学物质冲洗干净。

（8）如果皮肤瘙痒难耐，建议看医生。

专家提示

皮肤瘙痒虽然不足以致病，但对于肾衰竭患者来说却是雪上加霜。为了帮助患者减轻痛苦，家属要注意对患者的日常护理。当患者出现皮肤瘙痒症状时，千万不可疏忽大意。

第 4 章

生活好习惯，远离肾脏病

　　绝大多数人生下来都是健康的，但为什么有人可以"长命百岁"，有的人却英年早逝呢？这其中有很大一部分原因和我们的日常生活习惯有关。只要有好的生活习惯，掌握一些保健知识，几乎每个人都可以拥有健康的身体，也都可以"长命百岁"。

健康测试

你的生活习惯健康吗

1. 你有吃早饭的习惯吗？

A. 没有   B. 偶尔   C. 有

2. 平时有什么休闲方式？

A. 社交活动   B. 锻炼身体   C. 做家务

3. 近来有什么运动？

A. 到外面游玩

B. 干过体力活，参加过锻炼

C. 经常散步

4. 一般晚上几点睡觉？

A. 按时睡觉   B. 没有固定时间   C. 凌晨后

5. 工作中和别人发生冲突，你应该怎么处理？

A. 辩论到底   B. 不管不顾   C. 鲜明地表达出观点

6. 你每天喝几杯咖啡？

A. 1 杯   B. 2 杯以上   C. 不喝

7. 你多久打扫一次房间？

A. 每天   B. 1 周   C. 不一定

8. 你是逢酒必喝的人吗？

A. 是的   B. 从不   C. 看心情

9. 上一次体检的时间？

A. 1 年前   B. 1 年以内   C. 从没体检过

10. 1 周有几次性生活？

A. 1 次　　B. 每天　C. 不一定

计分标准：

第 1 题，选 A 不得分，选 B 得 1 分，选 C 得 2 分；

第 2 题，选 A 得 1 分，选 B 得 3 分，选 C 不得分；

第 3 题，选 A 得 2 分，选 B 得 1 分，选 C 得 3 分；

第 4 题，选 A 得 3 分，选 B 得 1 分，选 C 不得分；

第 5 题，选 A 不得分，选 B 得 2 分，选 C 得 3 分；

第 6 题，选 A 得 2 分，选 B 不得分，选 C 得 3 分；

第 7 题，选 A 不得分，选 B 得 2 分，选 C 得 3 分；

第 8 题，选 A 不得分，选 B 得 3 分，选 C 得 1 分；

第 9 题，选 A 得 2 分，选 B 得 3 分，选 C 不得分；

第 10 题，选 A 得 2 分，选 B 得 1 分，选 C 不得分。

测试结果

低于 10 分：生活习惯差，生活方式不健康。

11～20 分：生活习惯正常。

21～30 分：生活习惯非常好，生活方式很健康。

憋尿易憋出肾脏病

人们都有过憋尿的经历，有的人是因为工作太忙放不下，因此会长时间憋尿，像司机、售货员就经常会有这样的经历；还有一些人是为了打牌或下棋不肯离开"战场"，因而不得不憋尿。为了能少尿或免去憋尿的痛苦，有些人干脆选择整天不喝水或是少喝水。其实，有了"尿意"而不能及时排尿，或是减少排尿的次数，对健康都是非常不利的。临床上常见的肾结石、肾积水等，都和长时间不喝水有密切关系，而长时间憋尿会对人体产生危害。

尿液是由肾脏生成的，是机体的代谢产物。尿液由肾脏生成后，通过输尿管、膀胱、尿道排出体外。正常人一天的尿量为 1000～2000 毫升，其中，男子每天为 1500～2000 毫升，女子每天为 1000～1500 毫升。正常尿液的颜色为淡黄色，呈透明状，无沉淀、混浊现象。刚解出的小便有特殊的青草芳香味，久置后因分解而出现氨气味。

尿液中的成分受饮食、机体代谢、人体内环境及肾脏处理各种物质的能力等因素影响。尿中 96%～99% 是水分，其他大部分是废物，如尿酸、肌酐等。俗话说"流水不腐"，正常的排尿不仅能排出身体内的代谢产物，而且对泌尿系统也有自净作用。

憋尿时膀胱胀大，膀胱壁血管被压迫，膀胱黏膜缺血，抵抗力降低，这时万一有少量细菌侵入，便使其有更多时间繁殖，也有更多时间侵入组织，不仅容易引起膀胱炎、尿道炎等泌尿系统疾病，还会使膀胱满盈、压力增高，尿液会逆流向上到输尿管，若已有细菌侵入，便会将细菌送到更上游的位置，引发肾盂肾炎。而肾盂肾炎反复发作会导致慢性感染，严重者还有可能发展为尿毒症，影响肾脏功能。

憋尿不仅会引起生理上的疾病，还会引起心理上的紧张，使高血压患者血压升高，冠心病患者出现心律失常，甚至心绞痛，这对于患有心脑血管疾病的老年人来说无异于火上浇油。同时，前列腺肥大也是老年人的常见病，如果长时间憋尿，本已肥大的前列腺就更加苦不堪言了。

专家提示

现在，汽水、可乐等碳酸饮料或咖啡等饮品渐渐替代了白开水。但是，这些饮料中所含的咖啡因，往往会导致血压上升，而血压过高，就是伤肾的重要因素之一。

劳逸结合，谨防过度疲劳

如今社会竞争日趋激烈，生活压力越来越大，"劳累"已日益成为普遍现象。有医学专家曾说：人是有可能被累死的，许多疾病也是"累"出来的。当人类基本上控制了烈性传染病之后，因为过度疲劳而导致的体质下降与疾病就成为现代人的首要敌人了。人们因忽视"劳累"的严重后果而酿成大患时，已悔之晚矣。

从临床接诊的急、慢性肾炎患者的情况来看，约有70%肾炎患者的发病原因与长期过度劳累有关。很多急、慢性肾炎患者就诊时都很难说清自己的病是从何时开始的，大多数人都会说最近一段时间以来很劳累。

人在疲劳状态下工作，加上精神紧张，很容易导致腰酸腰痛。此时抵抗力也会下降，导致细菌入侵、病毒感染人体，引发肾脏损害。最令人担忧的是，上述表现不容易引起人们的重视，很多人自认为休息一下就好了，不去就医，往往拖到出现严重的水肿、血尿、血压高时才去医院看病，但为时已晚了。

因此，对于工作紧张、易出现疲劳的人来说，要注意劳逸结合，注意早期预防、合理安排生活。如果出现感冒等病症，务必要重视，及时休息、及时治疗。平时工作紧张、劳累的人还要加强营养、适当锻炼，增强身体抵抗力，保持良好的生活习惯，定期对身体进行必要的检查。体检时最好检测一下尿常规及肾功能、尿蛋白和血肌酐，这是早期发现肾脏有无病变的最有效、最简便的方法。

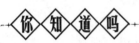

过度疲劳的自我检测

回答以下问题，检测一下你是否处于过度疲劳的状态。

（1）感觉体能将要被耗尽，需要借助咖啡或香烟来提神。

（2）经常性头痛和肠胃系统功能紊乱。

（3）经常失眠、沮丧、疑虑重重。

（4）很容易被看上去微不足道的事情激怒。

（5）愤世嫉俗、消极、烦躁。

（6）体重突然增加或是减少。

（7）感觉被别人围攻或是被杂事围困着。

（8）偶尔会感到无助，觉得生活没有乐趣。

如果你的肯定答案在 4 个以上，那么你已经处于过度疲劳的状态中了，需要放松压力，调适自己的生活，也有必要去医院做个身体检查。

严格控制盐的摄入量

食盐是人们生活中必需的调味品。在菜肴中适当放点盐，既调味又有利于人体健康。盐可以调节人体内水分均衡的分布，维持细胞内外的渗透压，参与胃酸的形成，促进消化液的分泌，能增进食欲；同时，还可以维持机体内酸碱度的平衡、体液的正常循环。人不吃盐或吃得过少会造成体内的钠含量过低，出现食欲不振、四肢无力、晕眩等现象；严重时还会出现厌食、恶心、呕吐、心率加速、脉搏细弱、肌肉痉挛、视物模糊、反射减弱等症状。在通常情况下，人体每日的需盐量约为 6 克，这样才可以维护身体的健康。

缺乏钠虽然会造成体内电解质不平衡，但对于生活条件优越、饮食讲究精致、过度重视食物色香味与口感的现代人而言，缺乏钠的可能性微乎其微，反倒是因为现代人在烹调时加入酱油、沙茶酱、番茄酱、甜辣酱等调味料，导致盐摄取量高于每日的需求量。高盐饮食是现代人必须注意的问题，高盐食物会增加胃癌的发生率，导致肾脏负担增大；还会促使骨钙质流失，增加骨质疏松症的发生率。高盐往往是导致高血压、心脏病，甚至是引起中风的危险因素。

有些肾脏病患者应该限制盐的摄入量。在急性肾炎伴有明显水肿的时候应改吃无盐膳食；在慢性肾炎急性发作期伴有高血压、水肿时，也应限制盐的摄入量。这是因为患肾炎时细胞外液的钠盐增多，渗透压增高，造成水和钠在体内的潴留，容易引起水肿的发生。此外，肾脏病患者大多伴有高血压，此时限制盐的摄入量，可以避免钠盐在体内增多，使水分增加，加重高血压。当然，肾脏病较轻的患者和血压或水肿症状不是很严重的肾脏病患者，饮食应以清淡为宜，菜中允许加入少量的盐。总之，肾脏病患者需根据不同的病情及具体情况，采用不同剂量的盐摄入量，达到既不影响食欲，又能控制疾病的目的。

专家提示

近几年来，人们开始崇尚自然，以为天然的就是最好的，认为取用未经处理的天然盐，可吸收其中的矿物质，增进人体健康。事实上，天然盐矿物质含量不均匀，甚至可能有重金属污染，若长期食用反而有碍身体健康。

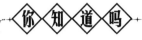

如何获取盐分

食盐是人体必需品，没有食盐，再美味的食物吃起来也会索然无味，而且会严重影响人体的生理功能。肾脏疾病由于特殊的病理特征，对盐的摄入量应该严格控制。

如果患者出现水肿、高血压、尿少症状时，则需要低盐甚至忌盐。相反，如果患者出现肾小管病变、肾盂肾炎和间质性肾炎时，人体排出的水和钠增多，导致人体多尿、失水低钠、低血压等症状时，这时不仅不需要忌盐，还需要增加盐的摄入量，以便补充人体正常需要的水和钠。

洗澡的好处不言而喻

一般情况下，肾脏病患者的机体免疫力会下降，而皮肤是保护机体不受外界侵害的第一道防线。所以为了患者的健康，应该注重皮肤护理，勤洗澡。

从医学角度来看，让肾脏病患者勤洗澡，是一笔花钱少的健康投资。主要有以下几方面好处：

（1）勤洗澡，可使皮肤汗腺开口畅通，及时排出污垢，可以大大减少细菌的滋生。洗澡时如果能进行适当的擦洗，则可促进血液循环、消除疲劳，有助于睡眠。

（2）洗澡可以促进血液循环，保持血管畅通，减少血栓的形成，减少脑卒中或心肌梗死的发病率，减少结石的形成。

（3）肾脏病患者一般食欲下降，洗澡会促进消化功能，增进患者的食欲。

（4）洗澡还会使患者保持心情愉悦。

（5）对于高血压病患者，洗澡水的温度要适宜，不宜过高，也不能太低。水温过高，容易导致血压突然升高，影响患者的健康。

（6）洗澡时最好不要长时间站着，最好使用盆浴。因为站得时间长了，患者容易头晕，甚至摔倒。

（7）洗澡时，要调节好室内的温度，保证温度适中，防止患者感冒。

（8）不可空腹洗澡，空腹洗澡容易使患者体力消耗，从而导致头晕，甚至虚脱。

（9）饭后也不宜立刻洗澡，这是因为饭后大量血液流入消化系统，倘若此时洗澡不但会影响食物消化，还会使体表血流量增加，从而导致大脑供血不足，使患者晕厥。

（10）洗澡的时间不宜过长，盆浴20分钟，淋浴5分钟左右即可。长时间洗热水澡，人体会大量出汗，使血液变得黏稠、皮下血管扩张，容易导致血栓或心脑等器官相对缺血。

（11）肾脏病患者洗澡时，身边最好有家属陪伴，以免发生意外。

专家提示

　　洗澡虽然对肾脏病患者有如此多的好处，但也不能过勤，否则会伤害到皮肤的角质层，破坏正常的皮肤结构，病菌很容易入侵，对肾脏病患者的恢复和治疗是非常不利的。

饮酒对肾脏的损害

　　人们常说"无酒不成席""酒逢知己千杯少"，由此可见，中国的酒文化真是源远流长。在我国，饮酒人数一直呈上升趋势。目前，我国男女饮酒率分别为 84.1％ 和 29.3％。自古以来，适量的酒被认为"百药之长"，只要喝的方法得当、不过量，确实是有益于身体的，能起到健体强身之功效，对心血管疾病也有预防效果。

　　但中国还有一句古话"酒是穿肠毒药"，每天过量饮酒，不但会将保健效果归零，还会带来不少危害。一次饮酒过量除造成醉酒之外，还会造成慢性酒精中毒，出现智力减退，慢性胃炎，肝、心、肾等病变，肝硬化，多发性神经炎等多种严重的疾病。酒精还会使男性出现阳痿；对于妊娠期的妇女，即使是少量的酒精，也会使未出生的胎儿发生身体缺陷。

　　酒精对身体的作用，是由它在血液中的浓度来决定的。酒精由消化系统进入血液，在血液中停留，直到它被肝脏分解，或是随尿液被排出体外。人喝酒以后，酒精在肝脏中分解，所以酒精对肝脏的危害最大。饮酒对肾脏也有伤害，饮酒会影响机体的氮平衡，增加蛋白质的分解，增加血液中的尿素氮含量，这必然增加肾脏负担。同时饮酒可以使肾素等血管活性物质释放增加，还会抑制尿酸在肾脏的排泄。葡萄酒和啤酒在体内的代谢还会使尿酸生成增多，多饮啤酒还可导致结石的形成。

对高血压肾病或慢性肾功能不全的患者来讲，大量饮酒更是疾病康复的"拦路虎"。研究证明，饮酒可使血压升高。饮酒量与血压水平相关，饮酒越多，高血压的发生率越高。高血压肾病患者喝酒会使细胞中的结合水丧失；肌肉中肌酸代谢亢进，会使血肌酐升高；会使酒精分解时产生的酸性物质出现代谢性酸中毒。临床表现为恶心、食欲不振、精神抑郁、头痛等症状。所以高血压肾病患者应尽量少饮酒。高尿酸血症患者更应该禁酒。

专家提示

醉酒后许多人会喝上几杯浓茶以解酒。其实，喝浓茶非但不能解酒，还会火上浇油。酒后饮茶时，茶中的茶碱会迅速通过肾脏，产生利尿作用。而此时，酒精被转化为乙醛后还没有来得及转化为二氧化碳和水，而乙醛对肾脏有较大刺激作用，反而会危害健康。

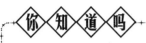

你喝酒成瘾吗

想测试一下你的酒瘾吗？赶快来吧！

1. 你经常喝酒吗？

A. 从来不喝　B. 每月 1 次

C. 每周 1 次　D. 每天都喝

2. 通常情况下，你每天会喝多少酒呢？

A. 1～2 两　B. 3～6 两

C. 7～9 两　D. 10 两以上

3. 如果长时间不喝酒，你会有喝酒的欲望吗？

A. 从不　B. 每个月有 1 次

C. 每隔半个月会有　D. 经常有

4. 你会因为喝酒而耽误事情吗？

A. 从不　B. 每月 1 次

C. 每周 1 次　D. 经常

5. 你经常早晨起来就想喝酒吗？

A. 从不　B. 每月 1 次

C. 每周 1 次　D. 经常

6. 喝酒之后，你会感到自责吗？

A. 从不　B. 每月 1 次

C. 每周 1 次　D. 经常

7. 你是否因为经常饮酒，对家庭漠不关心呢？

A. 从不　B. 每月 1 次

C. 每周 1 次　D. 经常

8. 即使经济陷入危机，你也要坚持喝酒吗？

A. 从不　B. 每月 1 次

C. 每周 1 次　D. 经常

9. 你或你的家人有没有过因你喝醉酒而受到伤害的经历？

A. 从没有　B. 每月 1 次

C. 每周 1 次　D. 经常

10. 是否有人担心你的喝酒问题，并建议你少喝酒？

A. 从没有　B. 有一两个人

C. 有几个人　D. 身边所有的人

测试结果：

选择 "A" 得 1 分，选择 "B" 得 2 分，选择 "C" 得 3 分，选择 "D" 得 4 分。

你的答案在 1～9 分，很庆幸你没有喝酒成瘾，一定要保持！

你的答案在 10～20 分，说明你对酒精有轻度依赖，一定要控制饮酒的量了。

你的答案在 20～30 分，说明你对酒精有中度依赖，建议你及时戒酒。

你的答案在 30～40 分，说明你对酒精有严重依赖，必要时建议看医生。

香烟——肾脏的天敌

吸烟有害健康这是众人皆知的常识。全世界每年因吸烟死亡的人数达 250 万人之多，一个每天吸 15～20 支香烟的人，患肺癌、口腔癌或喉癌致死的概率，要比不吸烟的人大 14 倍；其患食管癌致死的概率比不吸烟的人大 4 倍；死于膀胱癌的概率要大 2 倍；死于心脏病的概率要大 2 倍；吸烟还可以造成精子染色体异常，易生出畸形儿。每天吸烟超过 20 支的男子，他的孩子患癌症的概率比一般人高 42％。

尽管吸烟的危害已是家喻户晓，但是吸烟对肾脏的危害却是过去没有受到重视的一个新问题。大量研究发现，吸烟对肾脏有明显的肾脏毒性作用，吸烟男性尿液中的蛋白水平相对较高，而这正是其肾脏功能受损的表现之一。吸烟男性肾脏功能损伤的危险性要比不吸烟的男性高出 3 倍。吸烟还会使血压升高，加重脂质代谢紊乱，加重小动脉痉挛，这些因素都可使肾脏病恶化，加重肾损害。所以说，吸烟是肾脏疾病的"帮凶"！

吸烟还会损害患慢性病患者的肾脏功能。原发性高血压患者在没有肾脏损害时，他们的尿内一般不含有蛋白质。但是，如果患者吸烟，他们的尿内就常常有蛋白质排出。这就说明吸烟能损害肾脏的滤过功能，以致蛋白质漏出。而一旦出现肾脏损害，就会进一步发展为肾功能衰竭。

另外，糖尿病患者的肾脏对于吸烟的毒害尤其敏感。如果糖尿病患者继续吸烟，不管他们采取何种治疗方法，糖尿病肾病也会很快恶化。相反，当糖尿病患者停止吸烟后，肾脏病变的进展就会明显地缓慢下来，从而缓解对生命的威胁。

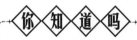

对女性而言，吸烟不但会导致提前衰老，还容易使女性生育能力下降，而且吸烟的孕妇其胎儿畸形的发生率是不吸烟女性的 2~3 倍。

你知道吗

戒烟小窍门

老百姓常说："饭后一支烟，赛过活神仙。"因此，有大批的人沉浸在"吞云吐雾"的自我陶醉中不能自拔。殊不知，这种"活神仙"的日子，正在一点一点吞噬您的健康。下面就介绍几种戒烟的小窍门，希望能够帮助您。

秘诀1：在烟瘾上来的时候，喝上一大杯水，就可以逐步减少吸烟量，达到戒烟的目的。

秘诀2：在想吸烟时，连续十几次将空气深深吸入再慢慢吐出。

秘诀3：将萝卜榨成汁，加入适量白糖，每日按时服用。

秘诀 4：取地龙 20 克、鱼腥草 20 克、远志 15 克，加入 500 克水煮至水剩一半，早晨空腹服下后，36 天内禁止吸烟，就可轻松戒掉。

秘诀 5：想吸烟时，适当地做扩胸运动或原地跳跃，会很有帮助。

每天保证充足的睡眠

失眠是一种中老年人较为普遍又十分痛苦的现象。不良的睡眠不仅会使生活、工作的乐趣大打折扣；同时，身体脏器无法得到休息，还会导致神经衰弱、内分泌紊乱、血压及血糖升高、性功能障碍，或产生忧郁症等症状，很容易发生器质性的病变，如高血压、心脏病以及慢性肾脏病等。长期睡眠不足，会刺激人体释放更多的肾上腺皮质激素。这种激素过多，就很容易使人在腹部堆积脂肪，导致肥胖。由此可见，要保持健康的身体，必须保证充足的睡眠。

人的一生有 1/3 的时间在睡眠中度过，正确的睡眠方式与良好的睡眠状态，能补充能量、恢复精力，有"养阴培元"的功效。

要改变睡眠不足的状况，首先，要从建立良好的作息习惯做起。具体睡眠时间，建议每晚 9～11 点休息，争取在 11～1 点入睡。中医认为，子时（即 23～1 点）是阳气最弱、阴气最盛的时候，这个时候睡觉，最能养阴，睡眠质量也最好，可以达到事半功倍的养生效果。其次，为了让自己容易入睡，要保持卧室空气清新，温度不宜过高，还要保持一定的湿度。第三，经常进行体育锻炼可以改善睡眠的质量。但在入睡前3小时不要做剧烈运动。第四，从下午起就不要再喝含咖啡因的饮料，更不要在临睡前靠大量的酒精来帮助入睡。

专家提示

成年人每天保持7小时的睡眠最有利于健康。如果一天总的睡眠时间少于6小时，临床上就认为是失眠。但睡眠时间过长也不利于健康，有时9小时睡眠比6小时睡眠的副作用还大。

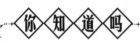

巧治失眠

肾脏病患者需要适当休息，充足的睡眠对患者的治疗和恢复非常重要。下面介绍几种治疗失眠的秘方。

秘方一：取蜂蜜1两，用温开水冲开，睡觉前服用。

秘方二：取猪心1只，加入少许盐用水煮熟，然后食用。

秘方三：取桂圆 15～30 克，加入少许糖用水煮沸，临睡前服用，有助于睡眠。

秘方四：取生百合 500 克，然后加入适量白糖，再加入 500 毫升水煮沸，每天分 2～3 次服用。

秘方五：取核桃仁 30 克、黑芝麻 30 克、桑叶 80 克，将其捣成泥，做成药丸状，一日两次，每次服 3 丸，可治疗神经衰弱、失眠多梦。

秘方六：严重失眠者，可采用中医针灸治疗。

不喝成分不明的水

肾脏好比废物处理机，专门处理人体所产生的废物。把身体内的代谢废物和多余的矿物质与水混合后以尿液的形式排出体外。肾脏不仅要把这些脏东西过滤清除，还要不断循环血中水分、矿物质、养分及化学物质，使它们达到平衡状态。所以肾脏又被形象地称为"身体的化学家"。

多喝水对肾脏非常有好处。但有的人觉得多喝水，小便量就多，去洗手间的次数自然也多起来，怕引起肾亏。其实，适量饮水能减少肾脏的工作量，好比清洁工人用手推车运走堆积如山的垃圾一样，水就是"手推车"，"手推车"越多，垃圾就越容易清理干净；手推车少，清洁工人就要加倍地干活。所以认为喝水多会引起肾亏是错误的。

人们去旅行时，在领略大自然风光的同时，经常会看到许多原生态的自然水，如山崖中的矿泉水或是湍流不息的河水。看着清澈的原生态自然水，人们总会忍不住想尝尝，殊不知，这些成分不明的水饮用后会对肾脏不利。

有些水看似清澈，但其中可能带有某些细菌或是已经受到污染，贸然饮用，可能会对健康不利。而且有些水中可能含有铅、镉、铬等重金属，如果水中的这些重金属含量太高，人们饮用后，会使血液中含有过量的重金属，在肾小球滤过时可能损害肾小球的功能，引起肾脏的功能进一步降低，进而损害肾脏。所以，在日常生活中，一定要注意切勿饮用成分不明的水，以免铅、镉、铬等重金属含量太高而损害肾脏。

专家提示

纯净水和矿泉水都不宜长期饮用。纯净水不仅除去了水中的细菌、病毒、污染物等杂质，也除去了对人体有益的微量元素和矿物质，长期饮用会使人体内的营养物质失去平衡。矿泉水虽然含有一定量的微量元素，但如果人体所需的微量元素已经足够，再多补进去，就会导致微量元素代谢失调，增加肾脏负担而引起肾结石、尿道结石及胆结石等。

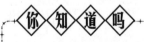

肾脏病患者饮水有讲究

水是生命之源，"多饮水有益于健康"似乎已经成了众所周知的生活常识。多饮水对身体健康的人来说，是一种好习惯。可是，对于肾脏病患者来说，如果不根据自己的病情而大量饮水，则会酿成大患。

肾脏病患者如何正确饮水呢？

（1）顺其自然，人体若发出口渴的信号，则需立即饮水。信赖人体的自动调节，是肾脏病患者饮水的通则。

（2）有水肿及高血压症状的肾炎患者，饮水时则应根据水肿的程度、尿液的多少来决定饮水量。轻度水肿患者，适量减少饮水量即可。

（3）如果患者水肿严重，则必须严格控制饮水量。

（4）慢性肾功能衰竭患者，当尿液量大大减少时，每天的饮水量也要相应减少。需根据尿量判断每天的饮水量。一般情况下，用前一天的尿量，再加500毫升水就可以了。

（5）并不是所有的肾脏病患者都需要减少饮水量，也有例外的，如肾结石患者，则需要在日常生活中多饮一些水。前提是患者的肾功能正常。

注意卫生，预防感染

众所周知，引起肾脏病的原因有很多，除了高血压、糖尿病、过敏性紫癜、自身免疫性疾病等引起的肾脏病外，感染也是引起肾脏病的主要因素之一。常见的感染因素有咽喉炎、扁桃体炎、肺部感染、肠道感染、泌尿系感染和皮肤感染。

人们也许会觉得奇怪，这些感染部位与肾脏的生理部位相隔这么远，怎么会引发肾脏疾病呢？您可不要忘了它们在共用一个循环系统。当身体其他部位有感染病灶存在时，致病菌的某些成分可作为抗原，诱发免疫复合物介导的肾小球肾炎，导致血尿、蛋白尿、肾小球滤过率下降、水肿和高血压等临床症状出现。

因此，一旦患上感冒、扁桃体炎、肺炎等疾病，一定要及时医治，预防感染发生。同时，注意个人卫生，加强体育锻炼，增加机体的抵抗力也是非常重要的。平时要勤洗澡、勤换衣服，保持室内环境的清洁卫生。在秋、冬等感冒多发季节，尽量不到人多的公共场所，不要与别人共用餐具或毛巾，要经常洗手，预防交叉感染。

尿路感染是一种常见病，尿路感染如不及时医治，最容易引发肾脏疾病。尤其是女性，由于其特殊的生理结构，造成逆行感染的概率很大。细菌可以直接由尿路逆行上升，导致肾盂肾炎出现。因此，为了防止细菌逆行导致尿路感染，要保持会阴部及尿道口的清洁卫生。

老年人由于膀胱、尿道肌肉松弛，黏膜变薄，抵御疾病的能力很低，易出现感染，所以更应该注意尿路卫生。每晚临睡前，最好用温水清洁、冲洗外生殖器及肛门周围，最好用流动冲洗方式，避免盆浴。特别是对体质较弱的慢性病患者，如糖尿病、心脏病、肿瘤患者，最好能每天坚持如此。还要勤换内裤，这也是防止泌尿道感染，保护肾脏的重要措施。

专家提示

夏季，人们都喜欢游泳，但由于游泳池中人数众多和水源的不流动，很容易让细菌进入尿道里，引起感染。所以喜欢游泳的朋友要注意，不要在不活动的水中游泳，更不能去江、河等水中游泳。

合理调节性生活

俗话说"人到中年万事忧"。人步入中年后，虽然精力仍然充沛，但是肾中精气已日渐衰弱。所以中年人应该合理调节性生活，提高每次性生活的质量。专家称：20多岁的年轻人，一周5～7次性生活属正常；30多岁时一般每周3～5次；40多岁时一周1次；50多岁时最好一个月1次。如果超过了正常次数就属于性生活过频，而中年人的性生活更要适度。

健康、合理的性生活对很多病症都有意想不到的缓解和抑制作用。首先，经历一次和谐的性生活后，紧张激动的身体开始放松，有助于消除失眠症。而且性生活越是美满，事后也越容易入睡。其次，适当的性生活有助于防止大脑老化和促进新陈代谢，增强记忆力；同时，还可以促进血液循环，增强心脏功能和肺活量，减少心脏病和心肌梗死的发生。第三，性生活可以使肾上腺素均衡分泌，从而形成良性的循环，使免疫系统能保持较好的状态。第四，女性在35岁左右时，骨质开始疏松，而性爱可以调节胆固醇水平，保持骨骼密度，减缓骨质疏松。适度的性生活，也可使男性的睾丸酮分泌量增多，提高骨髓造血功能，减少体内脂肪的存积。

许多中年人认为，肾脏是影响性功能的最主要器官，把肾补好，才能提高性生活质量。其实，影响性功能的疾病有很多，如糖尿病、心脑血管疾病、前列腺疾病、外伤等。肾功能好坏与性功能强弱没有必然联系，把肾补过了还可能会适得其反。所以中年人平时应该注意劳逸结合，保持饱满的精神状态，维持阴阳平衡，这样才能拥有和谐的性生活，而不要把希望一味地寄托到补肾上。

专家提示

性生活后，一定不要喝大量冷水。因为性爱过程中，胃肠道的血管一直处于扩张状态，激情过后，胃肠黏膜充血尚未恢复常态，这时如果喝入冷水就会使胃肠黏膜突然收缩而受到损害。性生活后，可适当喝些温水，以补充水分。

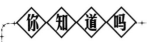

何谓合理的性生活

性欲是人类正常的生理现象和要求，正常、适度的性生活，不仅可以增进夫妻感情，同时还有益健康。可是一些患者，一旦确诊患了肾脏病，则视性生活为"虎穴狼窝"，完全禁止性生活，其实大可不必这样。

一般来说，对于肾脏病患者而言，肾脏本身就已受损，非常脆弱，倘若性生活再不节制，则会加重对肾脏的损害，对身体的康复是非常不利的。

一些肾脏疾病必须"节欲"。如在急性肾炎和慢性肾炎急性发作期，或者病情没有稳定下来时，则不宜过性生活，否则就会加重病情。

但这并不是说肾脏病患者就不能过性生活，其实，患者只要根据自己的病情，适度减少性生活，以此养息肾脏，正常的性生活还是可以过的。

患者对于性生活的合理调整还需要家属的配合。作为家属，要正确理解"节欲"的含义，采取主动的态度配合患者的治疗。在性生活过程中，患者本人和家属都应该特别注意生理卫生，房事前后均应清洁外阴部，以免病毒侵入，加重患者肾脏的损害。

第5章

肾脏病的灵丹妙药——食疗法

　　肾脏非常娇嫩，对许多毒物敏感性很强，再加上药补不如食补，所以肾脏病患者在饮食上要特别注意。肾脏病患者除需要注意各种营养素及矿物质的摄取外，还应注意正确的烹调法，这些都有助于达到理想的治疗效果。

健康测试

你的饮食合理吗

俗话说"民以食为天"，现在人们生活水平普遍提高了，越来越多的人也开始注意饮食调理了。你想知道自己的饮食是否合理吗？不妨做一做下面的测试吧！

1. 用餐过后，你是否立即吃水果？

A. 经常吃　B. 吃　C. 很少吃或不吃

2. 你经常食用菠菜、洋白菜、甘蓝、菜花等带绿叶的蔬菜吗？

A. 经常吃　B. 吃　C. 很少吃或不吃

3. 你吃莴苣或西红柿吗？

A. 经常吃　B. 吃　C. 很少吃或不吃

4. 你是否经常吃新鲜水果、干果和水果罐头？

A. 经常吃　B. 吃　C. 很少吃或不吃

5. 你经常食用粗粮吗？

A. 经常吃　B. 吃　C. 很少吃或不吃

6. 你经常吃胡萝卜或辣椒等黄色蔬菜吗？

A. 经常吃　B. 吃　C. 很少吃或不吃

7. 你经常吃豆类食物，如豆腐、豌豆、大豆吗？

A. 经常吃　B. 吃　C. 很少吃或不吃

8. 你的晚餐是否通常是三餐中最丰盛的？

A. 是　B. 偶尔　C. 不是

9. 你经常吃柚子、橙子或橘子吗？

A. 经常吃　B. 吃　C. 很少吃或不吃

10. 你经常将瓜子、花生或其他干果作为零食食用吗？

A. 经常吃　B. 吃　C. 很少吃或不吃

11. 你经常吃肥肉吗？

A. 经常吃　B. 吃　C. 很少吃或不吃

12. 你经常喝低脂酸奶或低脂牛奶吗？

A. 经常喝　B. 喝　C. 很少喝或不喝

13. 你到外面就餐，点菜时，会点蔬菜类的菜吗？

A. 经常点　B. 点　C. 很少点或不点

14. 你是否经常吃烧烤类食物，如羊肉串、烤鱿鱼等？

A. 经常吃　B. 吃　C. 很少吃或不吃

15. 你是否经常吃咸菜以及咸鱼、腊肉等腌制食品？

A. 经常吃　B. 吃　C. 很少吃或不吃

16. 你是否经常吃肯德基、麦当劳等快餐？

A. 经常吃　B. 吃　C. 很少吃或不吃

17. 你是否经常吃洋葱、大蒜、姜？

A. 经常吃　B. 吃　C. 很少吃或不吃

18. 你是否经常用咖啡、冷饮或罐装甜饮料代替日常饮水？

A. 经常　B. 偶尔　C. 从来不

19. 你是否经常不吃早餐？

A. 经常　B. 偶尔　C. 从来不

20. 你是否经常挑食？

A. 经常　B. 偶尔　C. 从来不

注：选择"A"为 3 分，选择"B"为 2 分，选择"C"为 1 分。

测试结果

分数在 20～30 分：表明你的饮食非常合理，营养成分相当高，希望你能保持下去。

分数在 31～40 分：表明你的饮食结构出现了一些问题，为了健康一定要及时调整。

分数在 41～60 分：表明你的饮食结构非常的不合理，对你的健康已经构成了严重的威胁，建议你立即进行调整，尽快改变错误的饮食结构。

肾脏病患者不可忽视饮食疗法

人类在对世界的探究过程中，通过"尝百草"的方式，从众多植物中选择出一些最有营养的来作为维持日常生活所必需的食物，这就是我们所吃的粮食。同时，人们还发现许多植物有一定的治病功效，于是人们根据它们的药性将其加以区分，这就是我们所说的中药。

很多中草药，既可作为治疗疾病的药物，同时也是很好的食品。如我们日常生活中的很多蔬菜、水果常常也都同时具有食用和药用两方面的性能。

我们所说的"饮食疗法"就是以中医的"药食同源"为理论基础，应用具有药理作用的食物来防治疾病、保健强身的一种方法。它是我国传统食养经验在不断吸取新的知识、不断进行临床实践、不断提高的基础上，逐步形成的一门专门的科学。

饮食疗法既可预防疾病、延年益寿，又可对疾病起治疗作用。它不仅可以提供人体生理所必需的营养素，还能够调节免疫功能的平衡，维持身体内部环境，保持相对恒定以及调整物质代谢，纠正人体的病理状态，起到良好的养生作用。药用食物不但治疗安全，而且能滋补身体，还有很重要的一点就是能避免化学药物给人体带来的副作用。所以，饮食疗法很容易被人们接受，也普遍受到欢迎。

饮食疗法具有安全有效、取材方便、进食可口等特点，下面就为大家介绍一下饮食疗法的主要种类：

一、单纯采用食物

用食物或食物的鲜汁制成饮料、羹汤、酿制品、蜜饯、糖果以及米饭、粥类和菜等。

二、食物加药物

把食物和药物经过烹饪或加工后制成食品，这也就是我们常说的药膳。

三、食物加营养素

在食物中加入维生素类、无机盐以及微量元素等，这种方法主要是加强某一方面的营养或起到辅助治疗的作用，从而防治疾病。用这种方法制成的食物，一般又称之为"强化食品"。

大多数肾脏疾病都属于慢性病，临床治愈后还需要长期的调养。所以，肾脏疾病更需要加强饮食调养，加强自我保健，治养并重，防患于未然。很多食物在针对肾脏病的治疗中，都起着极其关键的作用。肾脏病患者除了用药物治疗外，如果再辅助以饮食治疗，不仅能够加快疾病的恢复，并且对日后的预防、良好生活习惯的养成都有很大的帮助。

专家提示

"春养肝、夏养心、秋养肺、冬养肾"，可见，饮食和季节之间关系密切。由于季节不同，食补的要点也不同。中医专家认为，冬季是一个营养收藏的季节，此时食补效果最好。

肾脏病患者的饮食原则

不同肾脏病患者，其生活饮食也各不相同。总体来说，肾脏病患者的饮食除了多吃清淡而富含维生素的食物，如：新鲜蔬菜、水果，还需讲究低盐、低脂的原则，但需要注意的是，肾功能正常时，患者可以正常食入蛋白；若肾功能不好，患者就需要食入优质低蛋白、高纤维食物。

一、低盐饮食

肾脏病患者低盐饮食的重要性，我们在前面几章的内容中已经反复提到。低盐饮食的标准为每天摄入食盐量小于 3

克。对于水肿明显或血压升高的患者来说，更应该限制钠盐和水的摄入量。水肿患者水和钠盐的摄入量应该根据患者水肿的程度、尿量的多少、每天体重的变化、血清钠离子的含量、血压、心肺功能等由医生具体制定。同时，进入肾功能不全期的患者应该注意低磷饮食，少食肉类、水产品、动物内脏、芝麻、花生、核桃、蜂蜜、蛋黄、各种干果等含磷量比较高的食物。

二、低动物脂肪饮食

肾脏病患者应该多食用富含多聚不饱和脂肪酸的植物油、鱼油，特别是肾病综合征患者。因为肾病综合征患者常伴有高脂血症，长期高脂血症可引起动脉硬化。因此，要慎食猪油、蹄筋、肥肉及富含动物脂肪的食物，以免加重高脂、高胆固醇血症，加快肾小球硬化进程。

三、优质低蛋白饮食

在高热量的前提下，肾功能正常者每日每千克体重摄入蛋白量为 1.0～1.2 克，肾功能不全者为 0.6～0.8 克。蛋白的摄入应以富含必需氨基酸的优质蛋白为主，如：鱼、虾、鸡蛋、瘦肉、牛奶等，应占 50% 以上。尽可能少食富含植物蛋白的食物。

每天摄入优质蛋白的量需根据患者的千克体重换算出肉、蛋、奶的具体数量，以便患者参考，具体换算关系如下：

优质蛋白质含量：1 个鸡蛋≈6 克蛋白质，50 克瘦肉≈10 克蛋白质，100 克牛奶≈3 克蛋白质。

四、高纤维饮食

常见高纤维食物有谷类：大麦、燕麦、荞麦、高粱、糙米、麦麸、薏米等。蔬菜：笋类最高，胡萝卜、青豆、豇豆、黄豆芽、韭菜、大蒜苗、黄花菜、香椿、白菜、花菜、芹菜、茭白、莴苣、辣椒等。水果：火龙果、木瓜、山楂、杏干、梅干、橄榄等。

除了"三低一高"的原则外，慢性肾衰各期的患者应高热量饮食，摄入足够的碳水化合物和脂肪，以供给人体足够的热量。可多食用植物油和食糖。进入肾衰阶段的患者，应低钾饮食，防止高钾对神经、肌肉系统甚至对心脏造成不良影响，从而危及生命安全。

肾脏病患者还要注意，虽然饮食对肾脏病的调养有一定的作用，但肾脏病康复的支柱还是肾脏病的规范治疗。

专家提示

肾脏病患者应少吃西瓜。西瓜虽然可以利尿消肿、清热消暑，但多吃会导致尿频，亦会增加肾脏负担，再者西瓜糖分在体内的累积也是疾病潜在的危险因素。

肾脏病患者的饮食误区

健康的身体从饮食开始。那么肾脏病患者到底应该吃什么？怎么吃才算健康呢？专家通过调查分析，总结了肾脏病患者的四大饮食误区：

误区一：不了解食物中的碳水化合物。

在饮食中存在着两种碳水化合物：一种是简单碳水化合物，如糖、蜂蜜、果酱、普通汽水和一些含酒精的饮料；另一种是复杂的碳水化合物，如粮食、豆类、土豆、白薯、嫩玉米以及一些新鲜水果和包括瓜子在内的干果。我们饮食的一半由碳水化合物组成，在这些碳水化合物中，只有将近10％是糖分。在人们选择复杂碳水化合物食品的时候，经常犯这样的错误：大多数人习惯选择米饭和白面包而不选择全麦面包。殊不知全麦面包具有很多优点，它们含有纤维和植物化学成分，可以预防一些疾病，如癌症、心脏病和糖尿病等。

误区二：强调营养，饮食单一。

绝大多数肾脏病患者在饮食上单一强调营养，而缺乏对饮食上合理搭配的重视。事实上，肾脏病饮食应用各种颜色搭配。这种饮食搭配可以平衡提供各种营养，如抗氧化的维生素、叶酸（特别是深绿色蔬菜含有这种成分）、矿物质、纤维和植物化学成分等。肾脏病患者应每天吃5份蔬菜和水果，尽量减少烹饪时间，这样对预防癌症、糖尿病、高血压、高胆固醇、骨质疏松、便秘和结肠病变非常有帮助。

误区三：饮食中破坏了有益脂肪。

一方面，生植物油中含有高比例的不饱和脂肪（有益脂肪），不含胆固醇，是维生素E的重要来源之一。特别是橄榄油还含有预防心血管疾病的物质。所以，人们在面包上抹油的时候，习惯于涂抹动物油、人造黄油或者在烹饪时不使用植物油都是错误的。另一方面，植物油经过高温就变成饱和脂肪，或者分解后失去它的优点。所以，不要过多食用油炸食品。

误区四：不了解食物中的盐。

人们都知道食盐过量会增加患病的危险，如高血压、动脉硬化、冠心病、脑出血和骨质疏松等。肾脏病患者更深知限盐对自身健康的重要性，所以在日常的烹调过程中也要做到尽量少用食盐。其实，钠除了存在于日常烹饪所使用的调味盐以外，还存在于许多食品中，因为它被用作防腐剂。因此，最好食用不经过加工的天然食品或含盐量低的食品，如蔬菜、水果、粮食和豆类等。少食用冷盘、肉肠、罐头、干面条等含盐量高的食品。

专家提示

中医认为西葫芦入肺、胃、肾，具有清热利尿、除烦止渴、润肺止咳、消肿散结的功效，可用于辅助治疗肾炎、肝硬化腹水等症。

最养肾的食物

肾虚时会出现一系列衰老的现象，并引发身体诸多疾病。与其等到肾脏病找上门，再四处求医问药，不如先了解"肾"的喜好，多吃一些补肾、养肾的食物，从而增强体质、促进健康、提高生活质量。俗话说"因地制宜"，对于补肾，当然还要看"肾"最爱的食物是什么？下面为您提供一些参考，以便达到真正补肾的目的。

1. 冬虫夏草

冬虫夏草是一种平补阴阳的名贵药材，有补肾和补肺的作用。冬虫夏草虽然是一种副作用很少的滋补强壮中药，但很少被直接食用。肾虚者可以用虫草配合肉类，如猪瘦肉、鸡肉或鸭肉等共炖，成为补益食品。

2. 海参

海参能补肾之阳气，是肾阴、肾阳双补之品。凡肾虚的人都可以食用。

3. 海马

海马能补肾壮阳，凡是肾阳不足之人，包括肾阳虚所致的阳痿、不育、多尿、夜遗、虚喘等，都可把海马研细，每次服用1～2克，黄酒送服。

4. 牛骨髓

牛骨髓有润肺、补肾、益髓的作用。肾虚赢瘦、精血亏损的人可以经常食用。

5. 狗肉

狗肉除了有补中益气的作用外，还有温肾助阳的作用。肾阳不足、腰膝软弱或冷痛的人适合食用。

6. 羊骨

羊骨能补肾、强筋骨，对肾虚劳损、腰膝无力、怕冷、筋骨挛痛的人很有帮助。

7. 鲈鱼

鲈鱼又称花鲈、鲈子鱼。既能补脾胃，又可补肝肾，强健筋骨。凡肝肾阴虚或脾虚胃弱的人都适合食用。

8. 山药

山药是中医中的"上品"之药，除了具有补肺、健脾作用外，还能益肾填精。所以，凡肾虚的人，都应该常吃山药。

9. 枸杞子

枸杞子具有补肾养肝、益精明目、壮筋骨、除腰痛等作用。尤其是中老年肾虚的人，食之最宜。

10. 芝麻

芝麻有补肝肾、润五脏的作用。尤其对由肾虚导致的腰酸腿软、头昏耳鸣、发枯、发落及早年白发、大便燥结的患者最为合适。《本草经疏》中就曾记载："芝麻，气味和平，不寒不热，补肝肾之佳谷也。"

11. 粟米

粟米又叫谷子、稞子，能补益肾气。李时珍曾说："粟，肾之谷也，肾脏病宜食之，煮粥食益丹田，补虚损。"

12. 豇豆

豇豆也叫饭豆，能补肾、健脾，特别适合脾、肾虚弱的人，对肾虚导致的遗精、小便频繁非常有好处。《本草纲目》中曾这样记载："豇豆理中益气，补肾健胃，生精髓。"

13. 桑葚

俗称桑果，有补肝、益肾、滋阴的作用。适合肾虚的人，尤其适合肾阴不足的人食用。

14．栗子

栗子除有补脾、健胃作用外，更有补肾壮腰的功效，最适宜肾虚腰痛的人食用。李时珍曾说："治肾虚腰脚无力，以袋盛生栗悬干，每旦吃十余颗，次吃猪肾粥助之，久必强健。"

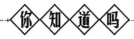

营养学家推荐，吃的食物越黑越健康。黑色食物一般含有丰富的微量元素和维生素，如我们平时说的"黑五类"，包括黑米、黑豆、黑芝麻、黑枣、黑核桃，对肾的滋养和呵护作用更是受到了专家的肯定。

你知道吗

其他食物的精选

1．蔬菜精选

韭菜、香菇、冬瓜、莲藕、茄子、莴苣、黑大豆、刀豆、豇豆、绿豆、黑木耳、马齿苋、山药、荠菜、红薯、萝卜、魔芋、丝瓜、西葫芦。

2．水果精选

西瓜、乌梅、葡萄、桑葚、龙眼、柠檬、哈密瓜。

3. 海鲜精选

黑鱼、甲鱼、牡蛎。

4. 其他食品精选

猪肾、玉米粉、玉米须、牛奶。

肾脏病患者如何巧食豆类

蛋白质是人体必需的营养素，营养不良的人平时要多吃富含蛋白质的食物。豆类食品虽然是一种植物食品，但其蛋白质中的必需氨基酸，在数量和比例上都接近于动物蛋白。豆类食品的蛋白质含量高达 35％～40％，其中大豆蛋白是最好的植物性优质蛋白质。除蛋白质含量丰富外，豆类食品的胆固醇含量却远远低于鱼、肉、蛋、奶，所以经常吃豆类食品，既可改善膳食的营养素供给，又可避免因吃过多肉类带来的不良影响。不仅如此，大豆还含有丰富的钙、磷、铁及 B 族维生素，而且富含亚油酸和磷脂。亚油酸有降低血中胆固醇的作用，是预防高血压、冠心病、动脉硬化等的良好食品。所以豆类食品在人们的饮食中是不可缺少的。

很多人已经认识到蛋白质的重要性，并且也会在日常生活中不断补充高蛋白，但其中也有一些是营养并不缺乏的人，比如一些中青年人，甚至儿童，他们平日已经是鱼、肉、蛋俱全，还经常吃高蛋白营养品，这就无形中给肾脏增加了负担。所以才导致很多肾脏病患者认为"肾脏病患者不宜吃豆类",甚至对豆制品产生了抵触情绪。

豆类中的蛋白质虽然是植物蛋白,但在正常情况下,人体摄入蛋白后经过代谢,大部分都会变成含氮废物,由肾脏排出体外。如果这时豆类吃得过于频繁,就会导致体内植物蛋白含量过高,产生的含氮废物也随之增加,因此会加重肾脏的代谢负担。对于肾脏排泄废物能力下降的老年人来说,多存在高血脂、高血压和高血糖等问题,如果高蛋白食品吃得多了,很可能对肾脏产生不良影响,导致肾功能下降。此外,蛋白质摄入过量,很可能导致原有肾脏病的病情加剧,甚至引发肾功能衰竭。所以,肾脏功能不好的人,应该限制蛋白质摄入量。

但"限制"不等于"禁食"。医生也强调只有肾功能下降到一定程度才应该严格限制蛋白质的进食量。近年来的研究也发现,黄豆中富含支链氨基酸,对肾脏病并无害处。专家们认为,对于身体健康的人来说,一周吃 2 次豆制品足够了。

总体来说,豆类的营养非常丰富,脂肪含量很低,是很好的食品。只不过,除了各种各样的豆子以外,豆制品种类也有很多,所以大家应该警惕食用豆类过量的情况,特别是肾脏病患者。

专家提示

豆类制品中的嘌呤含量较高。患有嘌呤代谢失常的痛风患者和血尿酸浓度增高的患者，最好不要多吃，否则很容易诱发"急性痛风"。尤其是痛风发作期间，应该完全禁食豆类。

牛奶巧护肾

牛奶中含有丰富的蛋白质、钙、维生素 D 等，包括人体生长发育所需的全部氨基酸，消化率可高达 98％，是其他食物无法比拟的。牛奶已经成为人们日常生活中喜爱的食物之一。喝牛奶的好处如今已越来越被大众认识。

经过专家研究证实，每天喝一杯牛奶对人体至少有 11 种好处。

（1）牛奶中的一些物质对中老年男子有保护作用，喝牛奶的男子身材往往比较匀称，体力充沛，高血压的患病率较低，脑血管病的发生率也较少。

（2）牛奶中的钙最容易被吸收，而且磷、钾、镁等多种矿物质搭配也十分合理。绝经期前后的中年女性常喝牛奶可减缓骨质流失。

（3）牛奶中的钾可使动脉血管在高压时保持稳定，减少中风的危险。

（4）牛奶可以防止人体吸收食物中有毒的金属铅和镉。

（5）牛奶中的铁、铜和卵磷脂能大大提高大脑的工作效率。

（6）牛奶中的钙能强健骨骼和牙齿，减少骨骼病的发生。

（7）牛奶中的铁、铜和维生素 A 有美容作用。

（8）牛奶中的镁能使心脏耐疲劳。

（9）牛奶中的锌能使伤口更快愈合。

（10）牛奶中的维生素 B 能提高视力。

（11）睡前喝牛奶有助于睡眠。

中医学认为，牛奶味甘、性微寒，具有生津止渴、滋润肠道、清热通便、补虚健脾的功效。喝牛奶对肾脏疾病的患者也非常有好处。因为牛奶中优质蛋白的含量占总蛋白含量的 80％左右，不仅所含的必需氨基酸种类齐全、数量充足，而且蛋白质结构还与人体非常接近，更有利于营养的吸收和利用。除了蛋白质外，牛奶中其他营养成分对于肾脏病患者也非常有益。

慢性肾功能衰竭患者身体中往往钙磷比例失调，而牛奶中钙磷比例合适，对纠正这种失调有很大作用。

牛奶中的脂肪含量为 2％～3.2％，含有丰富的能量，且极易消化吸收，适合肾脏病患者，常喝还可使人皮肤润泽，减轻患者因为疾病造成的皮肤干涩、毛发枯黄等症状。

牛奶中所含的碳水化合物为乳糖，有调节胃酸、促进胃肠蠕动和消化腺分泌的作用，还能促进钙的吸收。

牛奶中的乳糖含量不高，因此即使是糖尿病肾病患者，每天也可以喝 1 杯牛奶，只要不另外加糖，就不会引起血糖波动。

虽然喝牛奶有许多好处，但也要找对适合自己的牛奶。如：脱脂奶就适合老年人、血压偏高的人群；高钙奶适合中等及严重缺钙的人、老年人、失眠者和工作压力大的女性。另外，慢性肾衰竭晚期的患者需要注意，牛奶含水分较多，也应算到饮水量中，故要少喝。

专家提示

煮牛奶不要煮沸，也不要久煮，否则会破坏营养素，影响人体吸收。科学的方法是用旺火煮奶，奶将要开时马上离火，然后再加热，如此反复三四次，既能保持牛奶的养分，又能有效地杀死牛奶中的细菌。

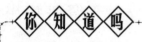

喝牛奶的注意事项

"每天一杯牛奶，强大一个民族"，由此可见，牛奶的营养价值非常高。因此人们争先恐后地加入了喝牛奶的队伍。但有很多人却陷入了喝牛奶的误区。那么，怎么喝牛奶才算健康呢？

（1）购买牛奶时，一定要注意察看牛奶的包装是否完好无损，是否已经过了保质期。

（2）牛奶不宜冰着喝，因为牛奶冷冻后，其中的脂肪、蛋白质将会分离，营养成分遭到破坏，进而也会影响人体的吸收。

（3）牛奶的温度不宜过高，如果温度过高，牛奶中的蛋白质会变成凝胶状态，容易出现沉淀物，破坏牛奶的营养成分。

（4）通常情况下，为防止牛奶中的营养成分流失，一般建议将牛奶加热到 75℃为最佳。

（5）切记，空腹不可饮用牛奶。

（6）喝牛奶时，最好小口慢慢饮用，千万不要着急地一饮而尽。

（7）睡前喝一杯牛奶有助于睡眠，但最好选在睡前 1 个小时内饮用。

（8）虽然牛奶适用于任何人，但有些人喝过牛奶后，容易出现腹痛、腹泻、胀气等胃肠道症状。此类人群在喝牛奶时，可以少量饮用牛奶或饮用酸奶。

预防肾结石有诀窍

随着人们生活水平的提高，营养过剩已经成为一种社会问题。营养过剩易导致高血压、高血脂等疾病早已被人们熟知，可另外一种疾病——肾结石却往往会被人们所忽视。肾结石的形成，主要就是饮食失调导致的。那么，如何杜绝肾结石的发生呢？

一、严格控制草酸的摄入

草酸是导致肾结石的主要因素。菠菜、豆类、葡萄、可可、茶叶、橘子、番茄、土豆、李子等，这些食物中都含有大量的草酸。草酸到人体后最终会形成草酸钙，如果人食用了大量含草酸的食物，尿液中的草酸钙就会处于过饱和状态，多余的草酸钙晶体就可能从尿中析出而形成结石。在食物中，含草酸最高的食物就是菠菜，而菠菜又是人们常吃的蔬菜之一。所以肾结石患者不宜吃菠菜，因为尿液中的草酸钙本身已处于过饱和状态，如果再食用，就可能加重病情。

二、动物内脏莫多食

动物内脏中含有较多的嘌呤成分。嘌呤进入体内后，通过新陈代谢，最终形成尿酸，而尿酸可促使尿中草酸沉淀。一旦人类食用了过多含嘌呤的食物，就会导致嘌呤的代谢失常，草酸便会在尿液中沉积而形成尿结石。因此肾结石患者的饮食中更需注意动物内脏的食用量，千万不可因为贪嘴而多食。

三、掌握好脂肪摄入量

人体内大量脂肪的囤积会导致肥胖，此外脂肪还会减少肠道中可结合的钙，导致人体过量吸收草酸盐。此时，一旦排泄功能出现故障，如出汗多、喝水少、尿量少，就很可能在这种情况下形成肾结石。生活中，猪肉、牛肉、羊肉等各种动物的肉类，都是脂肪含量高的食物，如果不注意合理膳食必定会造成脂肪囤积。就餐时，如果食用了油水多的食物，必须多喝水来稀释尿液成分，促进排尿畅通，从而减少患肾结石的危险。

四、严禁糖分超标

专家们发现，无论是正常人还是肾结石患者，他们在食用糖后，尿液中的钙离子浓度、草酸及尿液中的酸度都会有所增加。尿液中的酸度增加，会使尿酸钙、草酸钙易于沉淀，从而促进结石的形成。因此，患有肾结石的患者不宜多吃糖。

五、防止蛋白质过量

蛋白质是形成草酸钙的重要原料之一，能促进肠道对钙的吸收。但人体如果过量摄入蛋白质，就会无形中增加肾脏和尿液中钙、草酸、尿酸成分的含量。如果这些成分不及时排出体外，就会形成肾结石。

为了预防肾结石，必须合理搭配饮食，做到各种食物适量食用，即使身体缺乏某种营养成分需要食补时，也不能一次性大量进食，以免对健康不利。

六、多饮水

有关专家研究表明，日常生活中，多饮用白开水可以稀释尿液，尿液中的钙离子和草酸根的浓度也就会降低，可以抑制草酸钙结石的形成。此外，喝水还会增加 50％的尿量，可使肾结石发病率下降 86％。

专家提示

在日常生活中，千万不能因为对某种食物的特殊喜好，而无节制地食用此种食物，这样就会导致营养失调，势必会影响自己的健康。

肾炎患者的饮食原则

对于肾炎患者来说，饮食治疗是十分重要的。不规则饮食和不合理的饮食结构都会给肾脏造成负担，从而不利于肾炎的治疗。

一般情况下，肾炎患者在饮食中必须以少盐为主，若血压很高，水肿明显，可给予无盐饮食。

对于蛋白质的摄入量，一般情况下按正常需要量供给，成人每日每千克体重 0.8～1.0 克，并选用生理价值高的蛋白质，如蛋类、乳类、肉类等，以补偿排泄损失。

人体内对钾的排泄主要是通过尿液。如果患者出现少尿或尿闭，钾就会在人体内滞留，导致血钾增高，出现心脏骤停，这时一定要限制含钾多的水果和蔬菜的食用量。

另外，肾炎患者在日常生活中，应该适量、适时食用一些蔬菜和水果。如果发现患者尿量少，可吃冬瓜、丝瓜、西瓜、竹笋、萝卜、青菜等；如患者患有高血压，可吃藕、玉米等；如患者尿中红细胞多，可吃刺儿菜、马兰头等。此外，还必须补充丰富的维生素 A、B 族维生素及维生素 C。

专家提示

合理的营养治疗可帮助患者减轻肾脏负荷、改善症状、延缓疾病进展，从而起到提高生活质量的作用。但是在使用饮食疗法的时候，一定要把握好尺度，否则就会适得其反。

肾炎患者应忌口

肾炎患者并不是所有食物都可以吃的，下面就介绍几种肾炎患者应当忌口的食物。

一、鸡蛋

通常情况下，急性肾炎患者在患病期间，肾脏功能和新陈代谢功能都明显下降，尿量也大大减少，不利于体内毒素的排出。如果患者大量食用鸡蛋的话，就会造成体内更多毒素的聚积，使病情加重。

二、松花蛋

肾炎患者一般要求低盐饮食，松花蛋的钠含量很高，偶尔吃一些不要紧，但如果无节制地吃，势必会增加体内钠的含量，破坏低盐的饮食原则，不利于肾炎的治疗。

三、香蕉

香蕉的营养非常丰富，而且香甜可口，是多数人喜欢吃的水果。但是，香蕉对于肾炎患者和肾功能不好的人来说，有百害而无一利。因为香蕉含有比较多的钠盐，如果肾炎患者经常吃香蕉，就等于摄入了大量的钠盐，致使肾脏负担加重，水肿、高血压等症状也会随之加重。

四、辛辣食品

辛辣食品，如辣椒、葱、姜、蒜、芥末等，一般刺激性比较大，这些食物到达体内后，会通过肾脏排泄出去，而辛辣成分对肾脏实质细胞均有不同程度的刺激作用，严重时会影响肾脏功能，所以患有肾脏疾病的患者应少吃。

专家提示

此外，也应限制海鲜、香菜、柑橘、土豆、菇类、豆类等一些含钾高、脂肪高、含钙高、胆固醇高的食物的摄入量。

肾脏病患者可适量吃醋

"吃醋有益健康"，这一观点现在被越来越多的人所认同。醋可以抑制病菌，可以降低胆固醇、促进消化、降低血脂和血压、软化血管等。

有些人认为醋的刺激性大，所以对肾脏病患者来说应该忌口。其实这种想法存在很大的误区。肾脏病患者适量地食用醋，对治疗疾病非常有益，它表现在：

一、消毒杀菌

肾脏病患者的身体非常脆弱，如果感染流感或各种病毒，无疑会对身体造成很大危害。此时，如果患者适量地食用醋，就可以起到预防这些疾病的作用。

二、有利于钙质的吸收

体内钙质的堆积，对肾脏病患者的治疗和恢复是非常有害的。醋却可以起到帮助钙等营养素吸收的作用。

三、增加食欲

一般慢性肾炎患者因疾病缠绵难愈，常常不思饮食。这时最好能适当地食用醋，因为醋的成分主要为乙酸，乙酸进入胃后能促进胃液分泌，增强胃肠蠕动，从而起到增进食欲的作用。

专家提示

肾脏病患者虽然可以适量食用醋，但也不能乱吃。低血压、胃病患者等均不可食用太多的醋。空腹喝醋也是绝对不可以的，因为会导致胃酸过量，建议饭后 1 小时再喝醋。

肾脏病患者应注意低磷饮食

肾脏是调节和排泄磷的一个重要器官，如果人体内磷的含量过高，就会引起骨质病变、皮肤发痒，甚至皮肤溃疡等症状。

肾脏病患者由于肾脏排泄磷的功能出现障碍，体内大量的磷排泄不出去。如果此时饮食中再摄入过多的磷，则会出现高磷血症，会增加患者的死亡率。

而磷主要来源于食物，因此对于肾脏疾病的患者来说必须在饮食中食用低磷食物，如限制肉类、奶制品、全谷物和坚果等食用量。此外，由于奶酪、烘烤类和碳酸饮料等食物中也含有大量的含磷食品添加剂，患者在食用这些食物时也应该引起高度重视。

专家提示

患者、家属及医生，必须熟悉含磷的天然食品和添加剂，患者每日的磷摄入量应控制在 800～1000 毫克，以降低疾病的死亡风险。

葡萄酒的护肾奥秘

红葡萄酒对于保护肾脏有着神奇的功效。葡萄酒中的花色素苷和丹宁等多酚类化合物具有活性氧清除功能，可清除血液中的过氧化物。此外，葡萄酒还含有白藜芦醇，这种物质有抗癌、抗血小板聚集作用，因此适量饮用一点葡萄酒对肾脏、对身体都有好处。

葡萄酒的神奇作用主要表现在以下 3 个方面：

一、增进食欲

葡萄酒能刺激胃分泌胃液，每 60～100 毫升葡萄酒能使胃液分泌增加 120 毫升。肾脏病患者往往食欲不佳，因此适量饮用一些葡萄酒，可以起到帮助消化、增进食欲的作用。

二、滋补作用

葡萄酒中含有糖、氨基酸、维生素、矿物质，这些都是人体必不可少的营养素。肾脏病患者适量饮用葡萄酒可以起到滋阴补阳的作用。

三、利尿作用

白葡萄酒中，含有大量的酒石酸钾、硫酸钾、氧化钾，这些物质均具有利尿作用，可防止水肿和维持体内酸碱平衡。

专家提示

葡萄酒虽然酒精度数低，但它的刺激性也很强，所以肾脏病患者在饮用时，一定要控制好量。

适当给身体补充碱性食物

在正常情况下，健康人血液的 pH 值为 $7.35 \sim 7.45$，呈弱碱性。倘若人体血液 pH 值小于 7.35，医学上就称为酸中毒。在弱碱性体液环境中，体细胞和免疫细胞的活性最强，能够有效地吞噬和消灭癌细胞；而在酸性体液环境中，免疫细胞的吞噬及识别功能则会下降。当人的体液 pH 值低于 7 时，就会产生重大疾病；下降到 6.9 时，就会变成植物人；如只有 6.8 时，人就会死亡。

那么，体内的酸碱性是如何发生变化的呢？这和我们的日常饮食有很大关系。我们所食用的食物，如各种粮食、肉类、蛋类、鱼类等，都是酸性食物，含有较多的硫、磷等微量元素。这些微量元素经过人体的新陈代谢，最终在人体内呈酸性。

肾脏的作用是去除血液里的废物，如果酸性废物累积在肾脏，就会使肾脏的功能下降，进而导致大部分废物在血液里游走；同时细胞也在体内不停地制造废物，这些废物会由血液带走或通过尿液和汗排出体外。如果这些废物存留在体内，必然会加重肾脏负担，从而加重病情。

因此对于肾脏病患者来说，补充一定的碱性食物是非常有必要的。

专家提示

人们通常会认为酸的食物就是酸性食物，比如葡萄、草莓、柠檬等，其实这些食物正是典型的碱性食物。

肾脏病汤疗五例

一、鱼头豆腐汤

主料：鲩鱼头 2 个，豆腐 3 块，生姜 3 片。

配料：精制植物油、精盐各适量。

制作方法：

（1）将鱼头切开，除鳃，洗净。

（2）放油和生姜片在锅内，把鱼头爆香。

（3）往锅内添 4 碗水。

（4）最后放入豆腐，煮 1 小时左右即成。

用法：喝汤，吃鱼头和豆腐。

功效：祛风补脑、活血消肿。适用于慢性肾炎水肿或肾虚头痛、高血压、头昏等病症。

二、萝卜羊肉汤

主料：萝卜 750 克，羊肉 450 克。

配料：盐、胡椒粉、葱、姜各适量。

制作方法：

（1）将羊肉去筋膜，切成约 3 厘米长的方块。

（2）将切好的羊肉块放入锅中用沸水焯一下，除去血水。

（3）将焯好的羊肉块捞出来沥水，再放入锅内，加入适量清水。

（4）萝卜去皮，冲洗干净，切成菱形片待用。

（5）先在羊肉锅中放入葱、姜煮沸后，再改用小火煮约30分钟。

（6）放入切好的萝卜煮至羊肉熟烂。

（7）将煮好的萝卜和羊肉盛入碗内，用盐、胡椒粉调味即成。

用法：喝汤，吃羊肉和萝卜。

功效：此汤具有助阳、补精、消食的作用，适用于身体虚弱的人食用。

三、小肉丸子豆腐汤

主料：猪腿肉150克，嫩豆腐400克，鸡蛋2只，洋葱50克，大蒜1瓣。

配料：黄酒、胡椒粉、精盐、味精各适量。

制作方法：

（1）将猪腿肉和洋葱剁成末，将豆腐切成丁，大蒜剁成蒜蓉。

（2）锅内放少许猪油，放洋葱末炒熟。

（3）将洋葱末、肉末、黄酒、精盐、胡椒粉、蛋液、淀粉搅拌成肉蓉，制成丸子。

（4）锅内添油，用蒜蓉爆香。

（5）将豆腐丁下入锅内，加水煮沸。

（6）此时加入肉丸子，煮3分钟即成。

用法：就餐时食用。

功效：滋养内脏、润滑肌肤、清热利尿。适用于慢性肾炎水肿等病症。

四、冬菇水鸭补肾养肝汤

主料：冬菇50克，鱼肚50克，水鸭1只。

配料：陈皮1块，盐适量。

制作方法：

（1）将鱼肚放入水中浸透发开，切成细丝。

（2）将水鸭去毛，去内脏，洗净后切成块。

（3）将冬菇去蒂与陈皮浸透，洗净。

（4）将锅内放入清水至煮沸，再将水鸭、鱼肚、冬菇、陈皮放入水中煮至鱼肚熟透。

（5）加入少许水即成。

用法：喝汤、吃肉。

功效：具有滋阴补肾、养肝益血、强壮身体的功效。

五、鲫鱼汤

主料：鲫鱼1000克。

配料：辣椒15克，葱、生姜、香菜、黄酒、味精、醋各适量。

制作方法：

（1）将鲫鱼去鳃及内脏，洗净后切成3厘米见方的块。

（2）将葱、姜洗净，拍破。

（3）锅内加入适量的水，然后将鲫鱼、葱、姜放入锅内，用大火煮沸。

（4）转用小火炖约 40 分钟。

（5）加入香菜、黄酒、味精、醋即成。

用法：喝汤、吃肉。

功效：利尿消肿、下气平喘、通乳。适用于慢性肾炎水肿等。

专家提示

饮食疗法，虽然有效可行，但在制作食品的过程中，一定要注意食物的合理搭配，要充分了解哪些食物可以搭配在一起吃，哪些食物不可以搭配在一起，以免乱吃，导致食物中毒。

肾脏病粥疗七例

合理的膳食可以调整人体脏腑功能，调补阴阳、扶正祛邪，对肾脏疾病的恢复起着非常重要的作用。下面介绍几种肾脏病的粥疗法，希望能够对肾脏疾病患者的康复有帮助。

一、玉米须粥

配方：玉米须 30 克，车前叶 30 克，葱白 1 根，粳米 100 克。

制作方法：

（1）将洗干净的车前叶切碎后放入沙锅。

（2）放入玉米须和葱白，加适量水用小火煎 60 分钟。

（3）去渣，加入洗好的米，添些水熬粥，40～50 分钟即可出锅。

用法：每天分早晚两次服用，每日 1 剂，7 天为 1 个疗程。

功效：利水消肿，适用于急、慢性肾盂肾炎及膀胱炎等患者。

二、虾米粥

配方：虾米 30 克，粳米 100 克。

制作方法：

（1）将虾米用温水泡 30 分钟。

（2）将粳米洗净，和虾米一同放入锅中，加水，如常法煮粥。

用法：早晚服用。

功效：补气升阳。

三、韭菜子粥

配方：韭菜子 30 克，粳米 100 克。

制作方法：

（1）将韭菜子洗净，晒干或烘干，放入锅内微炒，然后研成细粉。

（2）将粳米洗净，放入沙锅内，加入适量清水，用大火煮沸。

（3）改用小火煮成黏稠状。

（4）粥快熟时加入韭菜子粉，搅拌均匀，稍煮片刻即成。

用法：早晚分 2 次服用。

功效：补肾益精、强壮筋骨。

四、海参粥

配方：海参 20～30 克，粳米 50～100 克，生姜、盐各少许。

制作方法：

（1）将海参用 40℃的温水泡上。

（2）待海参泡软后，剪开参体，去除内脏，洗净。

（3）将洗净的海参放入水中，煮沸 10 分钟左右。

（4）将海参取出放入碗中，盖上盖子，用清水浸泡 2～3 个小时。

（5）将粳米放入煮海参的水中，煮至半熟。

（6）将泡好的海参切成细丝，放入粥锅内。

（7）放入生姜、盐少许即成。

用法：空腹时温食。

功效：健脾胃、利水肿。适用于慢性肾炎患者。

五、绿豆猪肝粥

配方：绿豆 60 克，猪肝 100 克，粳米 100 克，精盐、味精各适量。

制作方法：

（1）将猪肝洗净，切成片。

（2）将绿豆和粳米洗净，同猪肝片一起下入锅内。

（3）加 1000 克水，用大火烧开后转用小火煮。

（4）待粥煮熟后，加入精盐和味精调味即成。

用法：每日服1剂。

功效：利水下气。适用于慢性肾炎、水肿等病症。

六、淡菜皮蛋粥

配方：淡菜30克，皮蛋1只，大米80克。

制作方法：

（1）将淡菜、大米洗净。

（2）将皮蛋切成块。

（3）将淡菜、大米、皮蛋下入水中煮熟即可。

用法：每日服1剂。

功效：清热去火。适用于肾炎眩晕、耳鸣且有水肿者。

七、花生粥

配方：花生仁45克，冰糖适量，粳米60克。

制作方法：

（1）将花生连红衣捣碎。

（2）将粳米洗净。

（3）将花生末、冰糖、粳米一起下入锅内，加800克水煮。

（4）先用旺火煮沸后，再转用小火煮成稀粥。

用法：每日服1剂。

功效：润肺和胃、祛痰止血。适用于慢性肾炎等病症。

专家提示

肾脏病患者采用粥疗法时，对于一些中草药的剂量要严格把握，多则过犹不及，少则看不到疗效，一定要适量。

肾脏病菜谱五例

一、花生仁拌小菜

主料：花生仁 120 克，芹菜 150 克。

配料：豆油少许，酱油、精盐、味精、白糖、醋、花椒油各适量。

制作方法：

（1）将花生仁放入油锅内炸酥捞出，然后去掉膜皮。

（2）把芹菜摘去根和叶后切 1 寸长的段，放开水锅里焯一下捞出，用冷水投凉，控净水分。

（3）把芹菜盛在盘子里，上面撒上炸好的花生仁。

（4）把酱油、精盐、白糖、味精、醋、花椒油放在小碗内调好，浇在芹菜上，拌匀即可。

用法：就餐时服用。

功效：润肺祛痰、养血止血、降压祛脂。适用于高血压、高脂血症、血小板减少症、慢性肾炎、秋天咳嗽、尿血等病症。

二、芋头煲白鹅肉

主料：鹅 1 只，芋头 500 克。

配料：辣椒、豆豉、腐乳、大葱、姜、大蒜、白砂糖、料酒、酱油、淀粉（玉米）、香油、蚝油、茶油、生粉、胡椒粉各适量。

制作方法：

（1）将鹅洗净控干，用盐在鹅肚内抹匀。

（2）将豆豉、腐乳、姜末、糖、料酒、酱油等调料搅匀。

（3）放入鹅肚内，用细麻线密缝鹅肚，放在盘内。

（4）将鹅、芋头放锅内蒸约90分钟，然后取出芋头。

（5）鹅肉再蒸30分钟取出，抹上酱油。

（6）加茶油10克，倒入蒸汁，约2杯，煮滚后将蚝油、酱油、生粉、香油、胡椒粉等调料加入，勾芡。

（7）食用时，取适量芋头及鹅肉，放入煲锅内，加适量水，小火煮滚。

（8）再加适量芡汁，煮滚后即成。

用法：就餐时食用。

功效：补虚益气、和胃生津。适用于慢性肾炎、月经不调、早泄、阳痿、性功能低下等症状。

三、铁排青鱼花

主料：青鱼500克。

配料：洋葱、豌豆、料酒、番茄酱、白砂糖、酱油、盐、猪油（炼制）各适量。

制作方法：

（1）将青鱼切成8厘米长的段，用酱油涂抹码味，洋葱切成丝。

（2）锅内放油烧至七成热时，将鱼段逐个下锅，油煎至两面金黄，捞出控干。

（3）锅内留底油，放洋葱丝煸香，加料酒、酱油、白糖、盐、番茄酱、豌豆、高汤，再放煎好的鱼段，改用小火略烧 2 分钟左右即可入味，再用大火烧开，然后淋少许香油即可。

用法：就餐时食用。

功效：开胃增食、养肝益肾。适用于肾炎患者。

四、大蒜焖羊肉

主料：羊肉（肥瘦）250 克。

配料：大蒜（白皮）、盐各适量。

制作方法：

（1）将大蒜去蒜皮，洗净。

（2）羊肉洗净，切块。

（3）锅内放入油，把蒜和羊肉放入锅内略炒，加清水适量，焖 1 小时，加盐调味即可。

用法：就餐时食用。

功效：温肾暖脾、消肿解毒。适用于慢性肾炎，属肾阳不足者，或肾虚阳痿、水肿者。

五、火腿沙拉

主料：火腿、萝卜、青芦笋各适量。

配料：沙拉酱、盐、胡椒粉各适量。

制作方法：

（1）萝卜洗净、切丝，撒少许盐轻揉，再用清水冲洗。

（2）把青芦笋洗净，纵切成两半后斜切成片。

（3）将火腿切小片。

（4）把火腿片、萝卜丝、青芦笋片放进碗里搅拌。

（5）放沙拉酱，再加盐、胡椒粉调味即可。

用法：就餐时食用。

功效：清热解毒，适用于肾炎。

专家提示

科学饮食是治疗肾脏疾病的重要措施。科学饮食可以缓解症状，减轻对肾脏的损伤，补充患者所需要的各种营养成分，提高患者的生活质量。

肾脏病茶饮五例

一、乌鱼茶

配方：鲜乌鱼1尾，茶叶200克，茅根500克，冬瓜皮500克，生姜50克，红枣300克，冰糖250克，葱白20克。

制作方法：

（1）将茶叶、茅根、冬瓜皮、生姜、红枣放入锅中，加适量水，熬制成汤。

（2）去除渣滓，浓缩至1000毫升左右。

（3）将乌鱼去鳞、去内脏，洗净，放入浓缩的汤汁中煮至鱼熟。

（4）加入冰糖和葱白即成。

用法：将汤代茶饮，吃鱼，每日1剂，分3次服完。

功效：健脾补肾、利尿消肿。适用于慢性肾炎水肿患者。

二、绿豆茶

配方：绿豆 80 克，绿茶 6 克，红糖少许。

制作方法：

（1）将绿豆捣碎。

（2）将绿茶装入布袋中。

（3）将沙锅内添入水，将捣碎的绿豆和绿茶袋放入锅内煮至绿豆熟。

（4）将茶叶包拿出，加入红糖即成。

用法：每日 2 次。

功效：清热解毒、除湿利水。适用于肾盂肾炎湿热者。

三、蜂蜜汁

配方：空心菜 200 克，荸荠 200 克，蜂蜜适量。

制作方法：

（1）将空心菜和荸荠洗净后捣烂成汁。

（2）取上述汁液，加入适量蜂蜜即成。

用法：每日 2 次。

功效：通淋排石。适用于肾结石，病久结石不去，腰腹隐隐作痛、腰膝酸软者。

四、西瓜翠衣茶

配方：西瓜皮 10 克，绿茶适量。

制作方法：

开水适量，将西瓜皮、绿茶沏成茶饮用。

用法：如饮茶般饮用。

功效：清热解毒、利水消肿。适用于急性肾炎或慢性肾炎水肿，伴有上呼吸道感染，且表现为咽喉红肿疼痛、发热等症。

五、西瓜藕汁

配方：西瓜 300 克，鲜藕 200 克，蜂蜜适量。

制作方法：

（1）将西瓜和藕分别榨成汁。

（2）取适量蜂蜜加入汁液中即成。

用法：每日服用 2 次。

功效：除湿健脾、利水消肿。适用于湿热型肾结石，伴有发热、腰痛、尿频、尿急、尿痛、血尿或脓尿者等。

专家提示

患者在饮用食疗茶品时，一定要根据自己的病症选择有针对性的饮品，千万不可"胡子眉毛一把抓"。

第 6 章

打造健康肾脏从运动开始

肾脏病患者常常得到这样的忠告：注意休息，千万别累到。于是一些患者理所当然地休息，不做一点活动。其实这样做往往弊多利少。俗话说"生命在于运动"，肾脏病患者进行适当的运动对身体恢复是非常有好处的。

健康测试

你愿意运动吗

1. 你一天中在室内工作的时间超过 8 小时吗?

A. 是的 B. 不一定 C. 不是

2. 上次感冒是什么时候?

A. 1 周前 B. 1 个月前 C. 半年前

3. 你经常服用减肥药吗?

A. 经常 B. 偶尔 C. 从不吃

4. 慢性肾脏病、糖尿病、心脏病,以上 3 种疾病中,你患有几种?

A. 2~3 种 B. 1 种 C. 没有

5. 上次做运动是什么时候?

A. 记不清了 B. 1 周前 C. 1 天前

6. 你了解运动疗法吗?

A. 不了解 B. 听说过 C. 了解

7. 10 秒钟内你能想到几种运动方式?

A. 1~3 种 B. 5 种以上 C. 7 种以上

8. 你觉得瑜伽可以治病、防病吗?

A. 不可能 B. 不了解 C. 能

9. 五禽戏是气功中的一种吗?

A. 不是 B. 不知道 C. 是

10. 肾脏病患者一定不能做任何运动吗？

A. 是的　B. 不一定　C. 不是

相应的分数如下：

1. A——1分 B——2分 C——3分
2. A——0分 B——1分 C——2分
3. A——0分 B——1分 C——2分
4. A——1分 B——2分 C——3分
5. A——0分 B——1分 C——2分
6. A——0分 B——1分 C——2分
7. A——0分 B——1分 C——2分
8. A——0分 B——1分 C——2分
9. A——1分 B——2分 C——3分
10. A——0分 B——1分 C——2分

测试评析

如果分数为 0～6 分，说明你的身体状况一般，处于亚健康状态，而且你并不乐于体育运动，对运动疗法的常识知之甚少。

如果分数为 7～15 分，说明你的身体状况正常，对运动疗法有一定的了解。虽然有兴趣参加一些体育运动，但由于时间等原因，很难坚持锻炼。

如果分数为 16～23 分，说明你的身体状况良好，并且乐于参加体育锻炼，知道运动对防病、治病有非常大的作用。

运动疗法的神奇疗效

有人认为，一旦患病，就必须卧床休息、打针吃药、安逸少动，其实并不尽然。众多事实表明，有计划、有目的的体育运动是疾病康复的重要手段。经常活动能激发人体自身抗病的免疫机制，提高人体的自然抗病能力，有效地扭转患者的压抑状态。因此，适量运动对患者来说有百利而无一害。

随着医学科学的发展，在治疗学方面已经有了药物疗法、手术疗法、物理疗法、心理疗法、饮食疗法以及运动疗法等多种方法。运动疗法是康复治疗中最重要的手段之一，它按照科学、有针对性、循序渐进的原则，最大限度地帮助患者恢复已经丧失或减弱了的运动功能。运动疗法也是康复医学中最根本、最积极、应用最广泛的治疗方法。

与其他疗法相比，运动疗法需要患者积极主动参与，认真坚持锻炼，这样可以训练和提高自我控制能力；其次，运动疗法是一种全身疗法，它既能对局部病痛有治疗作用，又能对全身及各内脏器官产生积极影响。

体育运动是消耗热量、降脂减肥、改善胰岛素抵抗的有效方法。肌肉运动需要消耗能量，较长时间地持续运动，肌肉可以把脂肪作为能量的主要来源，从而促进脂肪分解，导致脂肪蓄积减少，特别是对减少腹腔内的脂肪有很大帮助。

运动疗法还是一种防病手段，因为运动锻炼可以增强人体抵抗力、增强体质。经常从事体育锻炼的人，他的精力、体力、内脏功能以及抵抗力、适应力都比不常锻炼者好很多。

老年人可以针对疾病的特点，选择不同的体育锻炼手段或通过增加体育运动量来防病、治病。运动疗法的形式有：步行、慢跑、游泳、打太极拳……人们可根据自身的情况任选 1～2 项，其中步行是国内外最常用的方法。

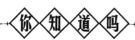

名医华佗有句名言："动则谷气消，血脉流通、百病不生。"在中医里就有少林易筋经、华佗五禽戏、八段锦等，这些都是名传千古的运动疗法。

你知道吗

运动禁忌

（1）慢性肾脏病患者不宜整日静养。一些患者一旦得了肾脏病，就一心静养，过起衣来伸手、饭来张口的舒适生活。殊不知，这种过分静养的生活方式对于慢性肾脏病患者的康复是非常不利的。俗话说"生命在于运动"，肾脏病患者如果能在身体允许的范围内进行适量的运动，则可以增强身体的免疫力，从而起到帮助疾病康复的作用。

（2）要在安全范围内运动。肾脏病患者身体比较虚弱，容易精神疲惫、四肢无力。如果运动过量，则会导致症状加重。因此肾脏病患者一定要掌握好运动的强度。

（3）晨练前做好充足的准备. 通常情况下，人在睡眠时，身体几乎完全处于静止状态，醒来时身体也会相应的不灵活，此时如果进行剧烈运动，就会加重心脏负荷，导致身体不适。因此晨练前必须做好充足的准备，让身体有个适应的过程。

（4）运动后不要立即洗热水浴，应休息20分钟后进行温水淋浴。

（5）运动后，即使再口渴难耐，也不要立即饮水。

（6）如果患者不慎患感冒等其他疾病时，应立即停止运动，待身体恢复后，再进行锻炼。

（7）运动要持之以恒，不可三天打鱼、两天晒网。

掌握好运动量

运动锻炼并不直接等同于身体健康，只有科学、适度的运动锻炼才能赋予我们健康。而运动不当，往往会对我们的身体造成不同程度的伤害。简单来讲就是运动过后身体没有疲劳的感觉，不会全身酸痛，也没有精神上的疲惫。由于老年人身体各器官逐渐退化，新陈代谢缓慢，运动尤其应注意适度。

不同年龄段的人，由于其身体素质和体态的变化，所采取的运动方式也有所不同。40 岁左右的人，要注意保持体形，消除赘肉，运动量不宜过大，锻炼的重点应放在腹部、大腿上；50 岁左右的人，要多做增强背肌的练习，以防止脊椎变形和椎间盘损伤，运动时要循序渐进，切忌一次性运动量过大；60 岁左右的人，要进行小运动量的锻炼，在平坦路上可进行散步、倒退走等运动。

老年人在进行运动锻炼时需要注意的事项：

一、选择适合老年人的运动项目

老年人最好多参加一些诸如慢跑、散步、垂钓、健身操、太极拳等舒缓、柔和的活动。患有高血压、冠心病、慢性肾脏病等疾病的老年人应以散步、打太极拳为主，千万不能盲目从事剧烈运动。

二、运动量要适度

老年人在锻炼身体的时候，要根据自己的身体和健康状况以及季节来定，时间不要太长，活动量也不能过大。如果运动量过大，会使肌肉紧张，造成体力透支、免疫力降低。这样不但达不到健康的目的，反而会损伤身体。

三、运动前准备工作要充分

出门前，要根据季节变化穿衣服，不能穿得太少，特别是在夏秋和冬春季节转换时，要及时添减衣服。运动前要先做热身运动，例如肌肉伸展可以使关节更加灵活；随时补充足够水分；感到疲倦时应稍作休息；如果身体感到不适，更应立刻停止运动，需要时应寻求专业护理。

专家提示

老年人早起醒来后不要立即起床，最好在床上"静养三分钟"。如果起床突然，容易扭伤颈、腰部，还可能影响中枢神经系统功能，导致昏厥；患有高血压、心绞痛者甚至还会发生脑溢血或脑血栓。

饭后百步走，活到九十九

古语说："饭后百步走，活到九十九。"

散步可以使大脑皮质兴奋、抑制的调节过程得到改善，从而起到消除疲劳、放松、镇静、清醒头脑的效果，所以很多人都喜欢用散步来调节精神。几项针对老年人的研究认为，每周哪怕只进行45分钟的散步也能使人避免患上老年痴呆症，并且经常散步还能防止老年人智力衰退。

散步时由于腹部肌肉收缩，呼吸略有加深，膈肌上下运动加强，加上腹壁肌肉运动对胃肠的"按摩作用"，消化系统的血液循环会加强，胃肠蠕动会增加，消化能力也会提高。

散步时体温升高，大脑会得到降低体温的信号，体温降低会促进睡眠。下午进行一次轻快的散步可以使人晚上睡得更香。但不要在睡前2小时内散步，时间太晚不足以降温。

　　散步时，肺的通气量比平时增加了 1 倍以上，非常有利于呼吸系统功能的改善。

　　散步作为一种全身性的运动，可将全身大部分肌肉、骨骼动员起来，从而使人体的代谢活动增强、肌肉发达、血流通畅，进而减少患动脉硬化的可能性。每周 3 次，每次 30 分钟的散步能有效防止骨质疏松。

　　散步可以缓和消沉、忧虑的情绪，释放压力，一次 30 分钟的散步可以使你心情愉悦。每周 5 次，每次 90 分钟的散步能给心情带来极大的改观。

　　每天散步 30 分钟可以降低患代谢综合征的风险，抑制一系列可能导致心脏病的危险因素的发展，还能降低患肾脏疾病、糖尿病和中风的风险。

　　散步可以随时进行，许多人偏爱饭后散步。但是对某些人来说，饭后散步不一定有好处。例如，患肝炎的人，如果饭后活动，胃里的食物得不到很好的消化，便很快进入肠道，所以不能被充分吸收，结果往往出现腹胀等症状；患胃下垂的患者饭后也不应该活动，否则会加重胃下垂。即使是健康的人，也应该休息一会儿再进行"饭后百步走"，否则会对身体产生不良的影响。

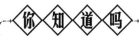

对症散步好处多

体弱者每小时走 5 公里以上最好，而且最好在清晨或饭后进行，每日2～3次，每次半小时以上。只有步子大、胳膊甩开、全身活动，才能调节全身各器官的功能，促进新陈代谢。

失眠者可在晚睡前散步。每分钟走80米为宜，每次半小时，会收到较好的镇静效果。

运动可以帮助你燃烧脂肪，保持心脏健康，保持年轻。有这么多好处，那你还等什么呢？赶快行动起来吧！

外出旅游，修心养病

徘徊于山间小径，融入在翠绿之中，既能赏心悦目、开阔视野、陶冶情操，又能放松身心，达到增强体质、延年益寿的目的。老年朋友每年外出旅游一次，对调节身心健康有非常大的帮助。

旅行是一项体力消耗较大的运动，无论是乘火车、轮船、飞机、汽车，还是爬山、逛景点都比一般的健身运动消耗体能。

下面为您介绍一些对健康有益的旅游方式：

一、登高

登高，一般是指爬山运动。一步一步往高处走，能使肺活量增加、血液循环增强、脑血流量顺畅。大山周围有青松翠柏，空气新鲜，是座天然的"大氧吧"。负氧离子含量越多，越能促进和调节人体的生理功能，对一些慢性病起到辅助治疗的作用。不过，登高要身体力行，循序渐进。特别对年老体弱者来说，最好三五成群相互照应。登高时间要避开气温较低的早晨和傍晚，登高速度要缓慢，上、下山时可通过增减衣服达到适应空气温度的目的。

二、泡温泉

温泉浴可使肌肉、关节松弛，达到消除疲劳的功能，还可以扩张血管，促进血液循环，加速新陈代谢。露天温泉的日光浴对骨质疏松症患者有特别的帮助，温泉中的钙质、适当的紫外线交互作用对身体有益。温泉中的化学物质有美容的效果，硫磺泉可软化角质，含钠元素的碳酸水有漂白软化肌肤的效果。所以，人们在去温泉地区旅游的时候，要先了解温泉的具体疗效。

三、骑自行车

骑自行车是一种经济实惠的健身方法，可谓融娱乐、健身为一体。有研究表明，骑车对内脏器官产生的影响，并不亚于长跑和游泳等运动，特别是到郊外骑行，能将沿途美丽的风光一览无余，是一种美的享受。

四、高原之旅

海拔 2000～3000 米的林区或植被丰富的地方，最有利于激发人体的生理功能，而又不至于造成低氧损伤。高原气候还非常有利于某些疾病的治疗和康复，如早期高血压、冠心病、心肌硬化症、糖尿病、支气管哮喘、肾脏病等。同时，初步研究发现，高原低氧还有一定的"减肥效应"。在春夏之交或初秋季节，利用2~3天或1周左右的时间去高原锻炼和旅游，非常有益于身心健康。如每年能坚持进行高原保健锻炼，可获得更好的健康收益。

但要注意的是，以上四种旅游方式对慢性肾脏病患者来说，要依照具体情况而定，不要勉强。

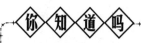

每年的春季、初夏、秋季、初冬，气候不冷不热，最适宜老年人出游。出游前应做一次健康体检，全面掌握自己的身体状况。然后再根据自身的身体状况和病情，选择旅游点，安排旅行日程。

你知道吗

外出旅游贴心叮咛

1. 要有周密的旅游计划

对旅游的时间、地点、路线、食宿、目的地的地图等做好详细、周密的安排。

2. 带好生活必备品

洗漱用品、换洗衣物都要准备充分，此外还需要随身携带服用的药物。

3. 注意旅途安全

旅游景点难免有一些危险景点，如悬崖蹊径、急流深洞等，此时应尽量结伴而行，千万不可独自冒险前进。

4. 注意卫生与健康

外出旅游时，品尝当地特色小吃无疑是一种"饮食文化"的享受，但一定要注意饮食卫生，就餐地方要整洁、干净。此外，患者还需要注意盐、蛋白质、脂肪等物质的摄入量。

5. 保持心情愉快

放下不必要的思想包袱，如担心、焦虑、忧心忡忡等。

6. 旅行前需检查身体

先到医院检查一下身体，了解身体状况。

最优雅的运动——太极拳

太极拳是我国文化遗产中的瑰宝，它深受国内外群众欢迎。全国已有几千万人在练习打太极拳。美国、加拿大、澳大利亚、东南亚等各国也出现了太极拳热。

太极拳理论与我国"五经"之首的《周易》、道家阴阳学说、中医基础理论有密切的关系。太极拳的实质是调节人体阴阳均衡，把自然界的五方、五时、五气、五化与人体的五脏、五味、五志等用阴阳五行运化机制有机地结合起来，形成了以五脏为主体，顺应五时、五气的，人与自然界相对应的五个功能系统，达到阴阳协调中和，不治已病治未病，治养结合、以养为主的治病健身目的。

太极拳以"掤、捋、挤、按、采、挒、肘、靠、进、退、顾、盼、定"等为基本方法。它的特点为：以柔克刚，以静待动，以圆化直，以小胜大，以弱胜强。动作讲求徐缓舒畅，要求练拳时正腰、收颚、直背、垂肩，有飘然腾云的意境。同时，太极拳还很重视练气，所谓"气"，就是修炼人体自身的精神力，这是太极拳作为内家功夫的特点之一。

太极拳这种运动既自然又高雅，可亲身体会到音乐的韵律、哲学的内涵、美的造型、诗的意境。在高级的享受中，可以预防疾病，又可使身心健康。打太极拳要求宁静自然，可使大脑皮质一部分进入保护性抑制状态而得到休息。同时，打拳可以活跃情绪，对大脑起到调节作用，而且打得越是熟练，越要"先在心，后在身"，专心于引导动作。这样长期坚持，会使大脑功能得到恢复和改善，消除因神经系统紊乱引起的各种慢性病。

太极拳要求"气沉丹田"，有意地运用腹式呼吸，加大呼吸深度，因而有利于改善呼吸功能和血液循环。另外，通过轻松柔和的运动，可以使年老体弱的人经络舒畅，新陈代谢旺盛，体质、功能得到增强。

目前，很多科研部门正在对太极拳进行研究。通过生理、生化、解剖、心理、力学等多学科的研究证明，太极拳对防治高血压、心脏病、肺病、肾脏病、肝炎、关节病、胃肠病、神经衰弱等慢性病有很好的疗效。

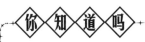

十三势歌

太极拳的确对许多慢性疾病有治疗、预防的功效，尤其是对一些老年人的常见病效果更是明显。但练习太极拳并不是一朝一夕的事情，需要长时间的练习及揣摩。由于篇幅有限，无法对太极拳的招式进行详细说明，下面为您提供了《十三势歌》，希望会对太极拳爱好者有所帮助。

一名长拳，一名十三势。长拳者，如长江大海，滔滔不绝也。十三势者，掤、捋、挤、按、采、挒、肘、靠、进、退、顾、盼、定也。掤、捋、挤、按，即坎、离、震、兑，四正方也。采、挒、肘、靠，即乾、坤、艮、巽，四斜角也。此八卦也。进步、退步、左顾、右盼、中定，即金、木、水、火、土也。此五行也。合而言之，曰十三势。

十三总势莫轻视，命意源头在腰隙。变转虚实须留意，气遍身躯不少滞。

静中触动动尤静，因敌变化示神奇。势势存心揆用意，得来不觉费功夫。

刻刻留心在腰间，腹内松净气腾然。尾闾中正神贯顶，满身轻利顶头悬。

仔细留心向推求，屈伸开合听自由。入门引路须口授，功用无息法自修。

若言体用何为准？意气君来骨肉臣。详推用意终何在？益寿延年不老春。

歌兮歌兮百四十，字字真切义无遗。若不向此推求去，枉费工夫贻叹息。

瑜伽护肾法

瑜伽这个词，是从印度梵语演变而来的。它的意思是"一致""结合"或"和谐"。瑜伽是一个非常古老的能量知识修炼方法，是通过提升意识，帮助人们充分发挥潜能的哲学体系及其指导下的运动体系。

近年来，世界不同地方流行的瑜伽不只是一套流行的健身运动这么简单。有规律的瑜伽练习有助于消除心理紧张、疏忽身体提早衰老而造成的体能下降。长期练习瑜伽姿势、调息法及放松法还可以起到预防疾病的作用。因为瑜伽的好多体位法不仅可以促进新陈代谢，加速有害物质的排泄，还能有效地按摩与保养我们的肾脏。

一、练习瑜伽对肾脏的积极作用

1. 促使肾脏的排泄能力加强

在练习瑜伽的过程中，肾脏排泄的代谢废物像尿素、尿肌酐等就会增加，为了保持身体内环境的稳定，肾脏就必须加速排泄乳酸和脂肪代谢物质，从而保证运动能力。

2. 增强肾脏重吸收的能力

练习瑜伽时排汗量会增加，身体内的水分就会减少，为了保持水分和盐分，肾脏就会增加对这些物质的重吸收。

二、瑜伽体式

能起到护肾作用的瑜伽体式有蛇式、弓式、双腿背部伸展式等。只要是把身体向前或是向后用力拉伸的体位法，都能刺激肝、肾。

（1）蛇式：面朝下趴在地板上，用两手的力量把上半身撑起来，此时两手的手肘不要打死，两肩则放松地拉长，把脊椎拉长后略向后仰。这个体式一方面可以压迫腹腔的内脏，另一方面可以通过深度的后仰压迫肾脏，刺激血液循环。

（2）弓式：俯卧在地面上，头抬向前方，将两手伸到后方抓住向上弯曲的两脚脚踝，再用腹部的力量把两手和两脚向天空拉长。这个动作的重点在于全身只有腹部留在地上，像只张满的弓，因此叫弓式。腹部用力向上抬高，能刺激后腰，刺激肾脏的活化功能。

（3）侧弯式：选择两膝并拢，或是两脚张开与肩同宽，甚至两脚交叉夹紧等不同方式站立，再把两手用力延展向天空后，将上半身平直地倒下，感觉从脚跟到手指尖像条钢丝似的延展开来。依各人柔软度不同，有人可侧身倒下约30°，有人则可达到45°，主要是感觉两侧拉长并微微发热。这个体式会拉长并和刺激肝与肾附近的肌肉，也拉长和挤压这些内脏，是最简单有效的护肾动作。

专家提示

瑜伽修行者的饮食原则应该是食量少，吃高品质的食物。多吃水果、蔬菜、完整的壳类与生的坚果，肉类必须少吃或完全不吃；尽可能吃新鲜而生的食物，不吃太烫或太冷的食物。

肾脏病患者不宜做的运动

运动能够舒筋活络、畅通气血，增强人体抗病能力，还能够强身健体，使人精神振奋、心情舒畅。因此，医生鼓励患者用运动疗法来辅助治疗疾病。但有一些患者由于久病体虚，或因使用免疫抑制药物，使得抗病能力下降，极易使病原体侵袭身体，所以要慎重运用运动疗法。甚至有些患者在患病期间不宜运动，否则可能会导致病情反复或者加重。那么，哪些肾脏病患者不宜运动呢？

（1）下肢水肿及全身水肿的患者。无论是什么肾脏病，只要是有中、高度水肿症状者，都应禁止运动。

（2）急性肾炎早期，有血尿、少尿和水肿症状者。

（3）肾脏病引起中度或重度高血压的、药物未控制好的患者。

（4）急性肾炎引起血压急剧上升所致的头晕、头痛、呕吐等症状，需要绝对卧床休息和治疗。

（5）急性肾功能衰竭和慢性肾功能不全的中、晚期患者。

（6）有肺部感染或心功能衰竭而导致的气短、咳嗽、心慌者。

专家提示

无论是健康人还是患者，在运动前都应做好准备活动，如伸腰、踢腿、慢走 10 分钟再开始运动。结束时，也应做 10 分钟恢复动作，如由跑步改为快走、慢走，并逐渐停止。运动中如出现胸痛、胸闷的症状，应立刻停止运动，原地休息，如不能缓解应尽快去医院就诊。

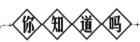

哪些患者不宜跑步

（1）过于肥胖的患者不宜跑步，以练太极拳或体操为宜。

（2）患有严重冠心病、高血压等疾病的肾脏病患者不宜跑步，因为跑步容易诱发心脑血管疾病。

（3）血糖未控制平稳或注射胰岛素的糖尿病肾病患者不能空腹跑步。

（4）如果患者出现高热症状，不宜进行跑步。

（5）出现便血、尿血症状的肾脏病患者不宜跑步。

（6）患有肾炎的患者不宜跑步，因为患者很容易在跑步时诱发潜在的疾病。

简便易学的护肾操

要想护肾，除了劳逸结合、均衡饮食、平时多参与休闲活动、减轻精神压力、释放不良情绪外，多做一些简单的按摩和体操也可以达到护肾、健肾的功效。下面为您介绍一些简单、易学的护肾操。

一、站立式

（1）两脚平放，与肩同宽；眼睛看着前方，尽量放松；两臂自然下垂。

（2）踮起脚尖，连续呼吸9次；把脚放平，吸气。

（3）慢慢屈膝蹲下，两手背逐渐转前，虎口对脚踝；手接近地面时，稍用力抓成拳，然后吸足气。

（4）憋气，身体逐渐起立，两手下垂，逐渐握紧拳头。

（5）呼气，身体立正。

这套动作可以活动筋骨、疏通筋脉。

二、端坐式

（1）坐在椅子上，两腿自然分开，与肩同宽，全身放松。

（2）手臂弯曲，侧举，慢慢向上伸，与两耳平齐，同时吸气。

（3）双手用力上举，直到两肋部感觉被拉伸，随后复原。复原时呼气。

（4）可连续做 3～5 次为 1 遍，每日可酌情做 3～5 遍。

三、抛物式

（1）端坐在椅子上，左臂弯曲放在两腿上。

（2）右臂弯曲，手掌向上，做抛物的动作，动作要略快，手向上抛时要吸气。

（3）复原时呼气。如此重复动作 3～5 遍。

以上两套动作可以活动筋骨、畅达经脉，同时使气归丹田，对年老、体弱、气短者有缓解作用。

四、转腿式

（1）端坐在椅子上，两腿自然下垂，全身放松。

（2）先缓缓左、右转动身体 3～5 次。转动身体时，躯干要保持正直，不要俯仰。

（3）两脚向前摆动 10 余次，可根据个人体力，酌情增减。做动作时要自然、缓和。

这套动作可以活动腰膝、益肾强腰，常练此动作，腰、膝会得到锻炼，对肾非常有益。

专家提示

有研究表明，时常做缩肛运动能促进盆腔周围的血液循环，促进性器官的康复，对防治由肾气不足引起的阳痿、早泄有较好的功效。

好处多多的室内运动

由于室外运动受到气候及时间条件的制约，很多人没有合适的时间进行户外锻炼，特别是一些老年人，当冬季或是天气不好时，就无法进行户外运动，于是很多人开始选择进行室内运动。

室内运动的方式很多，如太极拳、八段锦、五禽戏、瑜伽等，这些运动都不受地点及气候的限制。另外，室内的健身房、游泳馆也成了人们强身健体的开心乐园。下面介绍几种适合中老年人的室内运动方式：

一、游泳

游泳对锻炼身体、增强体质、养生保健、防治疾病都十分有益。游泳时，水的压力会使肺活量增大、呼吸差增加，提高呼吸功能。水会迅速带走人体的热量，这对于新陈代谢、减肥降脂有良好的促进作用。游泳时全身肌肉活动，能使心肌收缩有力，提高循环系统的功能，对促进新陈代谢、扩张皮肤血管、增强身体抗病能力大有益处。

二、球类运动

室内球类运动主要有羽毛球、乒乓球、篮球、台球和保龄球等，不同体质的人应选择不同的球类运动。

无论是羽毛球还是乒乓球都要求在场地上不停地进行脚步移动、跳跃、转体、挥拍，从而增大了上肢、下肢和腰部肌肉的力量，加快了锻炼者全身的血液循环，增强了心血管系统和呼吸系统的功能。长期进行此类锻炼，可使心跳强而有力，肺活量加大，耐久力提高。

此外，这几种运动要求练习者在短时间内对球路作出判断，因此，它能提高人体神经系统的灵敏性和协调性。年老体弱的练习者可以根据自己的要求来变换击球节奏，从而达到锻炼身体、延年益寿的功效，既活动了身体，又娱乐了心情。

无论选择哪种室内运动，都要注意安全，还要根据自己的身体状况和室内环境而定，如患有严重心脏病、高血压、中耳炎、肺结核、急性肾炎的人，就不宜参加游泳活动。运动前，最好请医生给您开一份运动处方，这样更有把握。对于中老年人，由于适应能力较差，建议以提高心肺功能的锻炼为主，运动时间最好在晚上 6～8 点钟。在室内健身时，开始可穿一个外套，随着运动量加大、身体发热，再逐渐减少衣服。对于有慢性肾脏病的患者来说，室内运动应请医生协助安排。

专家提示

　　进行室内锻炼之前必须热身 5～10 分钟，每次锻炼时间最好不要超过 90 分钟，以平均每周进行 3～5 次室内运动为宜。

第 7 章

调整心态，保养肾脏

有些患者，听说自己得了慢性肾脏病，要么不重视，要么精神高度紧张……对于肾脏病，我们要树立积极乐观的态度，勇敢地去面对它，时刻保持心情愉快才是治疗的最佳良药。

健康测试

你最近忧郁吗

1. 你最近一段时间内经常感到伤心或悲哀。

A. 是的　B. 难以确定　C. 不是的

2. 你突然觉得自己一无是处，很失败。

A. 是的　B. 难以确定　C. 不是的

3. 你时常想起令你后悔的事情，并常常自责。

A. 是的　B. 难以确定　C. 不是的

4. 做什么事情之前，你总是犹豫不决。

A. 是的　B. 难以确定　C. 不是的

5. 你经常感到前途渺茫，常常不知道自己该怎么办。

A. 是的　B. 难以确定　C. 不是的

6. 你经常情绪不稳定，无缘无故发脾气。

A. 是的　B. 难以确定　C. 不是的

7. 你夜里会常常失眠，整天精疲力竭，打不起精神。

A. 是的　B. 难以确定　C. 不是的

8. 你做什么事情都提不起兴趣，哪怕是自己曾经非常喜欢做的事情。

A. 是的　B. 难以确定　C. 不是的

9. 你时常担心自己的健康，不停在幻想自己得了不治之症。

A. 是的　B. 难以确定　C. 不是的

10. 你时常觉得活着没有意思，想要自杀。

A. 是的　B. 难以确定　C. 不是的

11. 你总觉得自己孤独，缺少朋友。

A. 是的　B. 难以确定　C. 不是的

12. 你往往无法集中自己的注意力。

A. 是的　B. 难以确定　C. 不是的

相应的分数如下：

1. A——3 分 B——0 分 C——0 分

2. A——3 分 B——0 分 C——0 分

3. A——3 分 B——0 分 C——0 分

4. A——3 分 B——0 分 C——0 分

5. A——3 分 B——0 分 C——0 分

6. A——3 分 B——0 分 C——0 分

7. A——3 分 B——0 分 C——0 分

8. A——3 分 B——0 分 C——0 分

9. A——2 分 B——1 分 C——0 分

10. A——3 分 B——0 分 C——0 分

11. A——3 分 B——0 分 C——0 分

12. A——3 分 B——0 分 C——0 分

测试评析

如果分数为 0～6 分，说明你的心理很健康，没有抑郁症。

如果分数为 7~12 分，说明你偶尔有忧郁情绪，还不是很严重，但也一定要注意调整自己的情绪。

如果分数为 13~21 分，说明你有轻度忧郁症。

如果分数为 22~27 分，说明你有中度忧郁症。

如果分数为 28~36 分，说明你有严重忧郁症，并需要立即治疗。

肾脏病患者的心理保健

肾脏疾病的治疗难度非常大，病程长，且容易反复发作，有些肾脏疾病即使治疗，也会长时间看不到疗效，反而出现病情加重的情况。这时患者很容易对治疗失去信心，产生低落、悲观失望的情绪，甚至产生轻生的想法。因此加强肾脏病患者的心理保健，对战胜疾病有着举足轻重的作用。

随着科学的发展，心理学越来越受到重视，现代医学心理学提示我们，人体的健康与疾病都跟患者的性格特征、情绪状态、心理活动等因素有着密切的关系。

人们在面对肾脏疾病的时候，情志活动对肾脏疾病的发生、发展与治疗也有着很大的影响。不同的情绪变化，对治疗肾脏疾病所产生的疗效也会不同。

良好的情绪，有利于调畅气机，是各脏腑功能、水液代谢功能得以正常的保证，非常有利于肾脏疾病患者的康复。

相反，不良的情绪可使气机升降失调、气血运行紊乱、脏腑功能失常，进而导致疾病的发生或加重。此外，思想包袱过于沉重，精神过度紧张，或情绪波动异常，都会直接影响到血压，从而加重肾脏负担，使病情加重。因此，肾脏病患者更应该学会自我心理调节，时刻保持心情舒畅，这样才有利于受损肾脏的康复。

肾脏疾病非常顽固，患者除了在治疗中忍受着身体和心理上的双重痛苦外，他们的体力也在日渐消耗，因此难免会产生一些不良情绪，这对疾病的康复是非常不利的。这时，除了患者本人要进行自我的心理调整外，患者家属也应该给予必要的劝慰、启发和开导。因为家是避风港，更是肾脏病患者寻求心里慰藉的宝地。

专家提示

大量的临床事实已经证明，对于肾脏疾病的治疗，不仅要靠药物，良好的心理护理更有利于疾病的治疗和身体的康复，对此，患者本人和家属都要引起注意。

肾脏病患者调整情绪的秘籍

俗话说"人吃五谷杂粮，没有不生病的"。没有人可以永远健康地活下去，生老病死是大自然亘古不变的规律，任由谁也改变不了的。得了肾脏病，没有什么可怕的，不要觉得自己是多么的不幸，每天愁眉苦脸、怨天尤人。因为即使这样，疾病也不可能自动消除。因此我们要以正确的、平和的心态去面对它，再以坚定的信念、顽强的毅力去战胜它。

肾脏病患者要如何调整情绪，下面我们就介绍几点：

一、乐观的态度

美国斯坦福大学的威廉·弗赖依博士说："笑是一种原地踏步的运动，能使人延年益寿。"

笑是最优美、最轻松、最有效的自我保健运动。笑，可强身健体、祛病延年。可以说，笑可以使五脏六腑得到短暂的体育锻炼，笑还能使全身肌肉放松，有利肺部扩张，促进血液循环，消除大脑皮质和中枢神经的疲劳。

二、学会倾诉

肾脏病患者往往心情沮丧，情绪极其不稳定。这必然会影响中枢神经系统的正常功能，使免疫系统的防御功能下降。而本身肾脏病患者的身体就极为脆弱，加上精神崩溃，病魔就有了可乘之机，必定会影响治疗效果，加重病情。患者要学会倾诉，把心中的郁闷宣泄出去。

三、懂得幽默

心理学家认为，幽默是一种积极的心理预防形式，它表达了人类征服忧患和困难的能力，更表达了患者战胜疾病的决心和勇气。幽默使人心情舒畅，能够调节人的神经中枢，增强血液循环，有利于宣泄积郁、解除疲劳和烦恼、消除悲观情绪。

四、坚强的性格

人的性格与疾病的关系极为密切。因为对人类很大一部分疾病的发生，性格有着不可推卸的责任。如脾气急躁、争强好胜的人容易患心脏病；癌症患者性格乐观，经过治疗病情痊愈的人大有人在。只要性格坚强，面对疾病泰然自若，也是对疾病最有效的辅助治疗方法。

肾脏病患者，要懂得放下思想包袱，把自己培养成一个乐观、幽默、坚强的人，这样再配合适当的治疗，就会使病情恢复得更快。

专家提示

除此之外，肾脏病患者还可以通过转移注意力、听音乐、看电视等来丰富自己的业余生活，努力使自己忘却疾病带来的痛苦。

肾衰竭患者心理调节五法

对所有人而言，生病是非常痛苦的事情。每个身患疾病的人都想治愈自己的疾病，重新获得健康。但事实上，却有80％左右的患者有意无意地抗拒治疗。这种状况对于患有肾衰的患者，更是非常常见的。

肾衰竭患者，不但在身体上忍受病痛的折磨，而且心理上更是承受着常人难以想象的压力。肾衰竭患者的心理自我调节，会对提高他们的治疗信心和生活质量起到积极的作用。

一、相信医学

有些患者得了肾衰竭以后，"病急乱投医"，四处搜罗秘方，研究医学著作，因此常常觉得自己对这种病了如指掌，于是开始怀疑医院是不是专业，甚至怀疑医生的技术，这对于治疗是非常不利的。

这时患者要选择一家可靠的医院和一组您信得过的医生，发自内心地相信自己的病在这家医院能够得到有效治疗，相信医生有办法治疗自己的疾病。

二、自我暗示

用积极乐观的情绪代替消极的情绪，不断给自己加油，多对自己说些："我有信心，我是最坚强的，我一定能够挺过这一关，我的病一定会好起来的。"通过这些积极情绪，必定会加强战胜疾病的信心。

三、与病友交流经验

身边的病友肯定有一些与疾病抗争的好经验。因此，肾脏病患者要尽可能多地与这些人进行交流，了解他们是怎样战胜不良情绪的，看看在他们身上有哪些经验值得借鉴。

四、丰富自己的业余生活

要懂得即使生病，生活也是非常美好的，我们也要享受生活带给我们的乐趣。在力所能及的前提下干点家务，或进行适当的运动，看看电视，听听广播，听听音乐，与朋友聊聊天，这些都会使你放下沉重的思想包袱，保持心情愉悦，使病症得到更好的治疗。

五、适时发泄

肾衰竭患者一想到自己的病情，就仿佛跌入深渊，心中的苦闷是无法用言语表达出来的。这时，就需要适时地发泄一下自己的情绪，或者大哭、或者大声喊叫……这些都是调节心情的最佳方法。

专家提示

肾衰竭患者在接受透析、治疗后，无疑会给心灵带来极大的阴影，因此医生和家属更应该及时关心、开导患者，帮助他们树立治疗的信心。

肾衰竭患者如何自我放松

肾衰竭患者想要拥有好心情，就必须学会自我放松。下面介绍六种方法，可以帮助肾衰竭患者减轻精神压力，从而使身心放松。

一、幻想

想象自己没有病时候的样子，来到一个自己喜欢的地方，做喜欢做的事情。抛开现实，把思绪集中在你所想象的事物上，并逐渐让自己陷入里面，由此达到自我放松的目的。

二、深呼吸

心情烦闷时，可以做适当的深呼吸，然后加以想象。如吸气时想象："如此新鲜的空气进入到我的身体，会化解我体内的病毒。"呼气时想象："一切致使我生病的因素都呼出去了。"

三、静默法

患者仰卧或平坐，主要用来调整呼吸、排除杂念，每次约 20 分钟。最好在安静的环境中进行，思想一定要集中，要保证情绪稳定。

四、按摩

紧闭双眼，静下心来，用手指尖用力地按摩前额和后脖处，有规则地向同一方向旋转。

五、大声唱歌

适时地放开你的歌喉，大声唱你喜欢的歌曲。在大声唱歌时，需要不停地深呼吸，这样可以很好地放松身体，使心情愉快。

六、活动筋骨

伸展身体对消除紧张十分有益，可以使全身肌肉放松。因此时常活动活动筋骨可以起到放松心情的效果。

专家提示

肾衰竭的自我放松疗法种类很多，平时多运用这些方法，使全身放松，随之心情也就放松了。

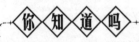

肾衰竭患者如何自我减压

（1）培养兴趣，做自己喜欢做的事情。

（2）接受自己的能力、缺点、成功和失败。

（3）拥有至少一个能够坦诚交谈的好朋友。

（4）积极工作，在工作中实现自己的价值。

（5）当发现自己承受的压力大时，不妨深呼吸。

（6）多到室外走走，感受大自然的美好。

（7）做心理暗示，不断地告慰自己，可以战胜病魔，从而坚定信心。

（8）听一些优美的音乐，在音乐中感受生活的美好。

（9）读一些喜欢的图书，使自己忘却烦恼。

（10）可以养一些花草或金鱼等，转移注意力。

肾衰竭患者的心理护理

肾衰竭患者极易产生心理压力和精神障碍。据相关资料表明：同期肾衰竭患者，在接受同等治疗的前提下，凡是心理调适好、心情乐观的，一般情况下，疾病基本能够得到有效地控制；相反，情绪低落，人体的免疫功能就会下降，就会导致病情加重，甚至使患者很快死亡。

一、让患者了解病情

有些患者家属在得知患者病入膏肓时，顿时如五雷轰顶，不知如何是好。他们更不敢把实际病情告诉给患者，生怕那样会影响患者的情绪，对治疗不利。其实大多数患者对自己的身体情况都非常了解，有些患者对自己的病情已经略知一二，这时家属再隐瞒，不但不能减少患者的心理负担，还会给患者造成一定的心理压力，反而适得其反，影响治疗效果。

二、一视同仁

有些家属在患者面前明显表现出怜悯和同情，与患者说话时小心翼翼，甚至一个动作、一个眼神都格外小心。这样会让患者感到自己仿佛被排斥于正常生活之外，更觉得自己一无是处，更会失去信心，加重心理负担，使病情恶化。

三、不要过度关怀

如果家属对患者过度关怀，患者会感觉自己是个废人，从而对生活丧失勇气。有些患者还会产生依赖心理，日子久了，就会造成功能丧失。因此，对于肾衰竭患者，可以让他们做一些力所能及的事情，让他们在做事情的同时，感受到自己的价值。

四、鼓励患者多与朋友联系

家属千万不要怕影响患者的休息，而隔断患者与社会的联系。如果过于限制患者朋友的探视、患者的读书看报或一些社会活动，会使患者的孤独感更为强烈，甚至还会使他们产生被社会遗弃的感觉。

五、创造良好的休养环境

环境对人的身心健康有着很大的影响，所以我们一定要保证患者房间的空气流通、布置合理、物品摆放有序，养一些花草供患者欣赏，以消除患者的不良心理情绪。

专家提示

　　肾衰竭患者虽然病情严重，但还没到"衣来伸手，饭来张口"的程度。因此对于肾衰竭患者的日常护理，千万不能过度关怀，这样势必会加重患者的负担，影响治疗。

第8章

巧用中医防治肾病

　　中医在治疗肾脏病上有着非常大的优势。如果肾脏病患者在坚持饮食、运动、心理、药物治疗的同时，配合药膳、按摩、外敷、针灸等中医疗法，就可大大改善肾脏功能，这对于肾脏病的治疗是非常有效的。

健康测试

中医测试你的肾有火吗

1. 你是否常常感到头晕目眩？

A. 是　　B. 否

2. 你是否常常感到耳鸣，而且有时发生暂时性耳聋？

A. 是　　B. 否

3. 你是否发现你的牙齿开始松动？

A. 是　　B. 否

4. 你是否发现最近头发掉得特别严重，尤其在洗头的时候？

A. 是　　B. 否

5. 你是否感觉睡眠质量不好，夜里时常醒来？

A. 是　　B. 否

6. 你是否时常感到五心烦热？

A. 是　　B. 否

7. 你是否发现最近食欲下降，而且身体开始消瘦？

A. 是　　B. 否

8. 你是否腰酸腿痛？

A. 是　　B. 否

测试结果

如果你的答案里有 2 个"是"，说明你的肾还算健康，没有肾火。

如果你的答案里有 3～5 个 "是"，说明你的肾已发出了危险信号，要当心了。

如果你的答案里有 6～8 个 "是"，说明你的肾有火了，得想办法给肾降火了。

中医治疗肾脏病的优势

中医是我国的国粹，在我国五千年的文化中有着悠久的历史。采用中医治疗肾脏病有较多的优势。

一、整体调理

中医有整体调理、扶病祛邪、标本兼治、补泻结合等丰富多样的治疗原则。而肾脏病的病变部位在肾，但同时又与其他五脏六腑密切相关。再加上人是个整体，要想恢复健康就必须进行整体调理，特别是慢性肾脏病往往受多个系统和器官所累，病情比较复杂，还会相互影响，更应采取整体调理的治疗原则。

二、辨证论治

辩证论治是中医认识疾病和治疗疾病的基本原则，是中医学对疾病的一种特殊的研究和处理方法。包括辩证和论治两个过程。

三、纯天然药物

中医治疗肾脏病所使用的药物是自然界纯天然药物，在治疗肾脏病过程中可将药物的毒副作用降到最低。

当然，用中医治疗肾脏病时，一定要到正规医院找专科医生进行调理。

专家提示

肾脏病虽然难治，但并非不治之症。只要把握好治疗的关键，合理用药，常会取得理想的疗效。

中医诊断的禁忌

中医传统的诊疗手段包括望、闻、问、切，因此为了医生更好地诊断，患者就医前有一些事项需注意：

一、女性患者在看病前不要化妆

望是中医主要的诊疗手段。如果你在看中医前化了妆，如擦粉底、抹口红、画眼圈、涂指甲……医生很难看到你的"本来面目"，这样就会给诊断带来困难，极易掩盖病情，误导医生做出错误的判断。

二、注意保持舌苔的本色

舌头是中医窥探五脏六腑的一面"镜子"，如果你的舌苔颜色不是本来颜色，很容易造成假象，使医生误诊。因此在就诊前一定要注意，千万不可食用能浸染舌苔的食物和药物，如牛奶、葡萄、杨梅、蛋黄、橘子、黄连、维生素 B_2 等。

三、切莫香味扑鼻

闻气味，也是中医的诊疗手段。很多疾病都可以通过医生的闻诊断出来。如果患者在就医前吃了大蒜、葱，喷了香水等，必定会影响诊断。

四、实事求是

问是中医诊断获取患者资料的重要方法。所以当医生向你询问时，一定要实事求是，绝不可隐瞒病情，讳疾忌医。

五、不要做剧烈运动

中医诊断是需要号脉的，如果你在就医之前刚参加完剧烈运动，如跑、跳、爬楼梯……则需要休息一段时间，等脉搏稳定后，才能让医生号脉。

六、其他

吃得过饱、饮酒之后或情绪过于激动时，都不可以立刻号脉。因为这些因素都会导致脉象异常，不利于医生的诊断。

专家提示

有些患者常在西医治疗效果不佳时转看中医，在服中药时遂停用全部西药，结果常常会使症状加重，于是便把错误全部推给中医。其实，这是一种错误的认识，因为西药的用或停应根据医嘱，切不可自行决定。

尿毒症的常用民间秘方

尿毒症并不是一个疾病，而是一系列临床综合征。其病情发展缓慢，治愈难度大。中医是我们中华民族的瑰宝，是我们祖先长期与疾病斗争积累下来的经验，对治疗尿毒症有一定的帮助。下面介绍几种治疗尿毒症的民间秘方：

一、参元汤

材料：人参 6 克，桂圆肉 10 颗。

制作方法：将配好的人参和桂圆放在一起煮，煮好后当茶喝。

功效：此方可缓解患者的贫血症状，有效控制患者的心悸怔忡。

二、参枣汤

材料：人参 6 克，红枣 10 颗。

制作方法：将人参、红枣洗好，放在一起煮，每日当茶水饮。

功效：此方可改善患者的贫血症状，提高血红蛋白水平。

三、桑葚蜜膏

材料：鲜桑葚 100 克（或干品 500 克），蜂蜜 250 克。

制作方法：将桑葚用火煎好后，加入蜂蜜制成膏。每天早晚各服用 1 次。

功效：此方主要用于治疗肾阴虚、失眠烦躁等症。

四、大黄猪胆丸

材料：大黄 9 克，猪胆汁 6 克。

制作方法：大黄研成碎末；将猪胆汁加少许水煎沸，随后加入大黄碎末调匀，制成绿豆粒大小的药丸。每次服用 2 丸，每日服 3 次，可用温开水送服，症状减轻后可每次服用 1 丸。

功效：此丸主要治疗尿血，不过应根据症状的轻重程度服用此丸。

五、姜汤凉半夏

材料：凉半夏 9 克，干姜 15 克。

制作方法：将凉半夏研成碎末；干姜洗净，切片，放入锅中熬汤，待汤发黏变稠时即可盛出。每次服用时将凉半夏末用 3 克姜汤送服。

功效：此方可治疗因尿毒症引起的顽固性呕吐。

专家提示

服用任何秘方都必须在医生的指导下进行，切莫盲目，否则后患无穷！

肾脏病常见的按摩手法

按摩是指运用一些手法，在人的适当部位进行物理性刺激，通过反射的方式来传递信息，影响人的神经系统功能，从而调节体内信息，达到消除疲劳、增强体质、延年益寿的目的。我国传统中医认为，肾脏病也可以用按摩手法来治疗和缓解。

肾脏病常见的按摩手法包括下面这几种：

一、推法

推法是指用手指或手掌或拳面着力于人体的一定部位或穴位上，沿着一个方向用力推，达到疏通经络、行气消瘀等功效。推法一般又有平推法、直推法、旋推法、分推法、一指禅推法之分。

二、滚法

用手掌尺侧面的背部及掌指关节背侧突起的地方，在一定部位或穴位上做来回翻掌、旋转的动作，就称之为滚法。

三、揉法

揉法，就是用手指指腹或手掌掌面轻按于一定部位或穴位上，带动该处皮下组织做轻柔、缓和地回旋转动。其主要作用为祛瘀活血、消肿散结。

四、捏法

推拿中的捏法主要有两种操作方法：第一种方法是将拇指和食、中两指相对，挟提皮肤，双手交替捻动，向前推进；第二种方法是手握空拳，用食指中节和拇指指腹相对，挟提皮肤，双手交替捻动，向前推进。

五、拿法

拿法就是用拇指和食指、中指或用拇指和其余四指的指腹，相对用力紧捏人体的一定部位或穴位。

六、摩法

摩法，就是用手掌面或手指指面贴附在治疗部位，腕关节连同前臂做轻缓而有节律的环形摩擦法，分为摩擦法和指摩法，有活血止痛、散瘀的功效。

七、掐法

掐法又称爪法，就是用指甲按压在穴位上。此种按摩手法，由于受力面积小，力道非常大，是开窍解痉的强刺激手法。

八、按法

按法，就是用手指或手掌面着力于治疗部位或穴位上，逐渐用力下按，并停留适当时间。按法又可分为拇指按、屈指按、屈肘按、双掌重叠按等方法。

专家提示

中医的按摩手法对肾脏病患者的治疗非常有帮助，它能活血化瘀、促进新陈代谢，从而减轻肾脏的负担。我们在进行按摩时，最好能得到专业医师的指导，切不可擅自按摩。

肾脏病的自我按摩方法

按摩可使人体血液循环畅通，具有加速人体各器官和组织的新陈代谢、消除疲劳、解除病痛的功效。肾脏病患者也可以采取按摩的方法来缓解和治疗疾病。下面介绍几种自我按摩的方法：

一、浴面

步骤一：用力将两手搓热，然后手指并拢，手掌摊开，紧贴面部，随后以双手中指指腹部为先导，分别从鼻翼两旁的迎香穴开始，沿鼻梁两侧向上推擦，经目内眦、眉头等处，然后慢慢推擦到前额。

步骤二：将两手左右分开，沿着面部推至两鬓，掌心由两鬓再向下，经过颞部的太阳穴及耳前、面颊等，返回到鼻翼两旁之起点。

步骤三：回到原点，再重新开始，按上述路线反复循环进行。

浴面可促进气血畅通，有祛散风寒、醒脑提神的疗效。对慢性肾炎身体虚弱、容易患感冒的患者非常有效。

二、运顶

具体动作为五指略微张开，按在前额上，由前向后，推至两鬓，做梳头的动作。

肾脏病患者要想预防高血压，可采取这种按摩方法，效果会非常好。

三、揉肾俞穴

具体动作为双手握拳，将食指掌指关节突起部放在两侧肾俞穴上，先按顺时针方向压揉 9 次，再按逆时针方向压揉 9 次，如此连做 36 次。

每天按揉此穴位，可以起到滋阴壮阳、补肾健腰等作用，可有效缓解肾脏病症。

四、擦腰

具体动作为用力搓双手，使其发热，然后将两手掌面紧贴在腰部脊柱两旁，沿直线来回摩擦腰部两侧，一上一下为 1 遍，连做 100～180 遍。使整个腰部热起来。

每天早晚坚持摩擦腰部，具有行气活血、温经散寒、壮腰益肾等作用。

五、捶腰阳关穴

具体动作为用手的四指握大拇指呈拳头状，手腕放松，用拳背部叩击腰部第四腰椎棘突下的腰阳关穴，连做 36 次。

每天捶打此穴位，可以缓解肾阳虚。

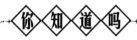

无论哪一种按摩疗法，都贵在坚持，如果三天打鱼、两天晒网，再好的按摩手法也不会起到疗效。

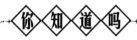

肾脏病患者自我减压的按摩秘诀

（1）按摩时身心应放松，思想要集中。

（2）按摩前1个小时不可吃得过饱，也不要空腹按摩。

（3）按摩前最好先洗个澡，有利于清洁皮肤、促进血液循环。

（4）按摩时要保持双手清洁，摘去戒指、手镯等饰物。

（5）按摩前要修剪指甲，如果是冬天，要确保双手温暖。

（6）按摩时，穴位要准确，力度要适中，方法要正确。

（7）按摩也应循序渐进，时间应由短到长，力度应由小到大，以免对皮肤造成损害。

（8）按摩时间不宜过长或过短，每次宜在20分钟左右，早晚各1次。

（9）患者在大怒、大喜、大恐、大悲等情绪激动的情况下，不要进行按摩。

（10）按摩时，容易入睡，应取毛巾盖好，以防着凉，且应注意室温。

（11）按摩时应该选择安静、舒适、温度适宜、空气清新的环境。

（12）按摩后，如果身体出汗，应避免吹风，防止感冒。

（13）当身体极度疲劳时，最好不要进行按摩。

（14）进行肾脏疾病的按摩疗法时，必须持之以恒，不可间断。

治疗急性肾炎的秘方

急性肾炎又称急性肾小球肾炎，它是肾脏发生免疫性损伤并以血尿、蛋白尿、水肿、高血压和/或有少尿及氮质血症为主要表现的一种疾病，又称急性肾炎综合征。中医有许多治疗急性肾炎的秘方，下面就介绍几种：

一、秘方一

材料：玉米须、茯苓各30克，桂枝、木瓜、大腹皮、车前子各 15 克。

制作方法：将上述材料用水洗净，加入适量清水，煮沸后，熬 15 分钟左右，将药液滤出，再向锅中加水，煮 20 分钟，去渣留汁。服用时，可将两次煮的药液搅拌均匀，每天服用 1～2 次。

功效：可治疗血尿、水肿、高血压、头晕、乏力、厌食等症。

二、秘方二

材料：荆芥、防风、生地黄、木通、竹叶、甘草、金钱草、石韦各 10 克，瞿麦、车前子、白花蛇舌草各 20 克。

制作方法：将上述材料洗净，放入锅中，加入适量水煮沸 15 分钟，滤出药液；再向锅中加水，煮 20 分钟，去渣留汁。服用时，将两次煮的药液搅拌均匀，每天服用 1～2 次。

功效：此秘方对治疗血压升高非常有效。

三、秘方三

材料：黄芪、山药各 50 克，菟丝子、地肤子各 25 克，茯苓 30 克，覆盆子 20 克，水蛭适量。

制作方法：将水蛭洗净，研成末；将上述其他材料洗净，放入锅中，加入适量清水，再加入水蛭末煮沸 15 分钟，滤出药汁。再向锅中加入适量水，煮 20 分钟，去渣取汁。服用时，可将两次煮的药汁搅拌均匀，每天服用 1 次。

功效：主治急性肾炎、长期存在尿蛋白等症状。

四、秘方四

材料：丹参 50 克，川芎、赤芍各 15 克，益母草、白茅根各 30 克，红花 10 克。

如果患者出现高热，则加金银花、蒲公英、连翘各 10 克；如果患者出现水肿，则加猪苓、茯苓、冬瓜皮、大腹子、泽泻、车前子各 10 克；如果患者出现尿少，则加大黄、番泻叶各 5 克。如果患者尿蛋白长期不消失，则加芡实、白果、石韦、金樱子、黄芪各 10 克。

制作方法：将上述材料用清水洗净，放入锅中，加入适量清水煮沸 15 分钟，滤出药汁。再向锅中加水，煮 20 分钟，去渣留液。服用时，将两次煮的药汁搅拌均匀，每天服用 1 次。

功效：对治疗急性肾炎非常有效。

五、秘方五

材料：赤小豆、玉米须各 20 克，白茅根 30 克，车前草 15 克，金银花、冬瓜皮、连翘各 12 克，蝉蜕 9 克。

制作方法：将上述材料用清水洗净，放入锅中，加入适量清水煮沸 15 分钟，滤出药汁。再向锅中加水，煮 20 分钟，去渣留液。服用时，将两次煮的药汁搅拌均匀，每天服用 1 次。

功效：主治急性肾炎。

六、秘方六

材料：紫苏叶、防己、杏仁、桑白皮、葶苈子各 10 克，麻黄、浮萍、桂枝各 5 克。

制作方法：将上述材料用清水洗净，放入锅中，加入适量清水煮沸 15 分钟，滤出药汁。再向锅中加水，煮 20 分钟，去渣留液。服用时，将两次煮的药汁搅拌均匀，每天服用 1 次。

功效：可治急性肾炎。

七、秘方七

材料：佩兰叶、连翘、黄芩、薏苡仁、木通、白茅根、石韦、益母草各 10～15 克。

制作方法：将上述材料用清水洗净，放入锅中，加入适量清水煮沸 15 分钟，滤出药汁。再向锅中加水，煮 20 分钟，去渣留液。服用时，将两次煮的药汁搅拌均匀，每天服用 1 次。

功效：对急性肾炎有一定的缓解作用。

八、秘方八

材料：竹叶、黄芩各 12 克，牛蒡子、冬瓜皮、连翘各 9 克，玄参、桑白皮、牡丹皮各 9 克，岗梅根、薏苡仁各 18 克，薄荷 5 克。

制作方法：将上述材料用清水洗净，放入锅中，加入适量清水煮沸 15 分钟，滤出药汁。再向锅中加水，煮 20 分钟，去渣留液。服用时，将两次煮的药汁搅拌均匀，每天服用 1 次。

功效：如果患者出现持续发热、面部水肿、扁桃体肿大等症状，可让其饮用此药汁。

九、秘方九

材料：土牛膝叶 15 克，凉开水 50 毫升，白糖适量。

制作方法：将土牛膝叶洗净，放于阴凉处晾干，然后捣烂成汁，加入凉开水即可。服用此药剂时，加入适量白糖，每天饮用1～2次。

功效：主治急性肾炎。

十、秘方十

材料：新鲜白茅根100克。

制作方法：将新鲜白茅根洗净，放入锅中，加入适量清水煎煮，去渣留汁，每天饮用1次。

功效：对急性肾炎有一定的治疗作用。

专家提示

自制家庭秘方时，一定要遵照医嘱制作，每剂药的药量一定要严格按照规定来准备，以免出现中毒现象。

肾衰竭的外敷秘方

研究证明，中药治疗慢性肾脏病的效果很好，得到了诸多专家的好评。所以中药治疗肾脏病的方法也越来越受到人们的重视。下面介绍几种常见的中药外敷秘方：

一、秘方一

材料：带须子的葱头3个，小茴香末10克。

制作方法：将葱头洗净，晾干，捣碎，与小茴香末搅拌均匀。

此药剂应外敷在肚脐孔上，可用油纸或塑料布盖上，最后用胶布固定住，外面用热水袋旋转热敷。

功效：葱头具有润肠、理气、健脾、发散风寒、温中通阳、散瘀解毒的功效。此方以葱头为主料，对肾衰竭有一定的治疗意义。

二、秘方二

材料：带须子的葱白 1000 克。

制作方法：葱白洗干净，捣烂，然后放在锅里炒，待炒热后用布包裹成 2 包，趁热外敷到肚脐孔上。每天外敷 2～3次，每次 15～20 分钟。

功效：可缓解因肾衰竭引起的水肿症状。

三、秘方三

材料：冠心丸 1 丸。

制作方法：将药丸捣烂后，用白酒调成糊状。用时将药糊塞到肚脐孔中，每天换 1 次。

功效：此方可以弥补肾中真阳不足的状况，持之以恒，可缓解肾衰竭症状。

四、秘方四

材料：生姜 500 克，胡椒粉 10 克。

制作方法：将生姜洗净，捣烂，撒上胡椒粉搅拌均匀。用时将调好的药剂平均分成两份，外敷在两腰眼底部，用胶布固定住，每天换 1 次药。

功效：此方可聚三焦气，延缓肾衰竭病情。

五、秘方五

材料：麝香 0.5 克。

制作方法：用此秘方时，先将肚脐孔洗干净，将麝香放入肚脐孔中，用胶布封住，每隔 10 天换一次药。

功效：麝香可开窍醒神、活血，缓解肾衰竭症状。

专家提示

采用中药外敷时，应该禁止食用海鲜、牛羊肉、鱼类和辛辣食品；戒烟酒，莫疲劳工作。如果皮肤出现红肿、溃破等症状，应该立即停止外敷，等皮肤恢复正常后，再开始治疗。

治疗肾脏病的五款药酒

随着肾脏病患者对中医知识的了解，越来越多的患者开始采用中医药方治疗肾脏病。其中对肾脏病治疗有一定作用的药酒最受患者的欢迎。

下面介绍几种对肾脏病治疗有一定帮助的药酒：

一、板栗酒

材料：板栗 120 克，白酒 500 毫升。

制作方法：

（1）将板栗洗净，拍碎，装入干净的瓶中，倒入白酒。

（2）将瓶口密封，置于阴凉处，经常摇动。

（3）10 天后静置澄清即可食用。

功效：此药酒应空腹饮用，每日早晚各 1 次，每次以 10～25 毫升为宜。此款药酒可补肾助阳，适用于阳痿、滑精、精神不振、食欲下降等病症。

二、人参酒

材料：人参 100 克，肉桂、附片各 2 克，巴戟天、菟丝子、熟地、鹿角片各 60 克，白酒 2.5 升。

制作方法：把上述材料洗净，晾干，倒入白酒中，放于阴凉处，静置半个月后即可饮用。

功效：此药酒每日服用 2 次，每次以 15～25 毫升为宜。可起到助阳、益精、强身健体的作用。

三、鹿茸酒

材料：鹿茸 80 克，山药 150 克，白糖 40 克，白酒 650 毫升。

制作方法：

（1）首先将鹿茸切碎，将山药洗净后捣碎。

（2）将白酒倒入器皿中。

（3）将切碎的鹿茸和捣碎的山药加入白酒中，然后加入适量的白糖。

（4）将器皿密封，放置阴凉处保存，3 个月后即成。

功效：此款药酒应每日饮用 3 次，在饭前加热，每次温饮 10～20 毫升最好。有强精壮阳作用，对极度疲劳、失眠、精神不振具有一定疗效。

四、枸杞生地酒

材料：枸杞子 250 克，生地 300 克，白酒 1.5 升。

制作方法：

（1）将上述材料洗净，捣碎。

（2）将白酒倒入器皿中，加入上述材料。

（3）将器皿密封好，15 日后开启。

（4）将药酒过滤，去除渣滓即成。

功效：此药酒可滋阴补肾、养肝明目。适用于阳痿遗精、烦热头晕、腰膝酸软、视物模糊等症。饮用时每天 2 次，每次 10～20 毫升，空腹温饮。

五、海马酒

材料：海马 2 只，白酒 500 毫升。

制作方法：

（1）将海马拍碎，装入器皿中。

（2）将白酒倒入装有海马的器皿中，然后密封器皿。

（3）每日摇动器皿数下，14 天后可开启器皿。

（4）过滤药酒，去除渣滓即可。

功效：此酒可补肾助阳，适用于肾虚阳痿、夜尿频繁、女子体虚白带多等病症，对跌打损伤也有一定疗效。每日临睡前饮用 10～15 毫升效果更佳。

专家提示

在饮用鹿茸酒时，禁止阳亢者服用；在饮用枸杞生地酒时，千万不可食用芜荑、葱、蒜；在饮用海马酒时，禁止阴虚内热者、脾胃虚弱者以及孕妇服用。